AF462915

MÉMOIRE

SUR LES

DÉVIATIONS DE LA COLONNE VERTÉBRALE

CONSIDÉRÉES

DANS LA RÉGION DORSO-LOMBAIRE

CHEZ LES ANIMAUX DOMESTIQUES

PAR

M. ARMAND GOUBAUX

Ancien professeur d'anatomie et de physiologie

Directeur de l'École vétérinaire d'Alfort

PARIS

TYPOGRAPHIE & LITHOGRAPHIE Ve RENOU & MAULDE

144, RUE DE RIVOLI, 144

1887

MÉMOIRE

SUR LES

DÉVIATIONS DE LA COLONNE VERTÉBRALE

CONSIDÉRÉES

DANS LA RÉGION DORSO-LOMBAIRE

CHEZ LES ANIMAUX DOMESTIQUES (1)

PAR

M. Arm. GOUBAUX

Ancien professeur d'anatomie et de physiologie,

Directeur de l'École vétérinaire d'Alfort.

Le travail que nous nous proposons de publier aujourd'hui est en quelque sorte une suite et à la fois un complément de celui que nous avons fait insérer, il y a quelques années, dans le *Recueil de médecine vétérinaire* (2), sous le titre de: *Mémoire sur l'entorse dorso-lombaire considérée chez le cheval;* il a trait à un fait assez rare chez nos animaux domestiques, mais sur lequel nous avons cependant recueilli quelques observations.

Ce nouveau travail comporte l'étude des diverses déviations que peut présenter la colonne vertébrale.

C'est là un sujet qui peut être considéré comme nouveau en médecine vétérinaire, quoique plusieurs auteurs en aient déjà publié des observations.

Tous ceux qui ont étudié l'anatomie de nos animaux domestiques ont pu se convaincre et savent que la colonne vertébrale ou le rachis forme dans son ensemble une tige dirigée d'avant en arrière, qui n'a pas absolument la

---

(1) Ce travail, qui a été présenté à l'Académie de Médecine, dans la séance du du 5 avril 1864, a été retrouvé dans les papiers de M. H. Bouley.

(2) Année 1851, pages 414 et 498.

même direction dans chacune des régions dont il se compose. Ainsi la région cervicale est oblique de haut en bas et d'avant en arrière (1). Dans la région dorsale, les vertèbres décrivent une courbe d'avant en arrière, qui augmentent graduellement de bas en haut et d'avant en arrière, de la première à la sixième environ, et tendent ensuite à prendre la direction horizontale, laquelle est particulière à la région lombaire.

Il est important, pour comprendre les développements dans lesquels nous entrerons dans la suite de ce Mémoire, de ne pas perdre de vue la direction normale des trois régions principales du rachis, et il est non moins important de se rappeler quels sont les différents moyens d'union des pièces composant le rachis, ou des vertèbres entre elles. Tous ces détails étant connus, nous pouvons aborder l'étude de notre sujet.

Dans certaines circonstances que nous aurons à rechercher, le rachis peut acquérir des directions vicieuses ; on les connaît sous les noms de *déviations* ou de *diastases de la colonne vertébrale.*

Comme chez l'homme, la déviation rachidienne peut se faire remarquer chez nos animaux domestiques dans trois sens différents, savoir :

1° De *bas en haut*, c'est-à-dire que la colonne vertébrale décrit une courbure dont la concavité regarde en bas et la convexité en haut ; c'est celle à laquelle on a donné le nom de *cyphose* (2). Chez l'homme, cette courbure est d'avant en arrière. La différence tient à la direction particulière que présente normalement le rachis chez l'homme et chez les quadrupèdes.

2° De *haut en bas*, c'est-à-dire que la colonne vertébrale décrit une courbe dont la concavité regarde en haut, et la convexité en bas ; c'est celle à laquelle on a donné le nom de *lordose* (3). Chez l'homme, la déviation a lieu d'arrière en avant.

3° *Dans le sens latéral*, soit à gauche, soit à droite ; c'est celle qu'on a désignée sous le nom de *scoliose* (4). Chez l'homme, la déviation latérale se fait remarquer absolument de la même manière.

Ces trois déviations de la colonne vertébrale sont peu communes, mais il ne nous paraît pas, au moins d'après nos observations personnelles, qu'elles soient aussi rares les unes que les autres. Sous le rapport de la fréquence, nous croyons qu'on pourrait les classer ainsi qu'il suit :

1° Lordose.
2° Cyphose.
3° Scoliose.

---

(1) Comme nous n'avons pas l'intention de nous occuper de cette région dans ce Mémoire, nous pouvons nous borner à cette simple indication.

(2) *Cyphose*, cyphosis, de κύφωσις, de κυφός, courbé.

(3) Lordose (lordosis, λόρδωσις, de λορδός), courbé.

(4) Scoliose (scoliosis, σκολίωσις, de σκολιός, tortueux, sinueux.

Étudions maintenant chacune de ces déviations ou de ces diastases de la colonne vertébrale en particulier.

§. I. — De la lordose.

SYNONYMIE : *Ensellement, ensellure, dos ensellé.*

Cette déviation est certainement la plus commune de celles que peut présenter la colonne vertébrale, ainsi que nous l'avons dit précédemment, Vitet en a fait une simple indication (1). Presque tous les auteurs qui se sont occupés de la conformation extérieure du cheval ont parlé de cette déviation à l'occasion du dos, mais il en est deux que nous devons citer particulièrement : le premier est Bourgelat, fondateur des Écoles vétérinaires en France (2) ; le second est notre honorable et savant collègue, M. H. Bouley (3). Quoi qu'il en soit, aucun auteur, que nous sachions du moins, n'a fait connaître les lésions que la colonne vertébrale présente dans le cas de lordose. On en trouve des exemples chez les chevaux que l'on appelle *ensellés*, ou qui ont acquis une telle conformation de la colonne vertébrale qu'elle est devenue concave du côté de la face supérieure, tandis qu'elle est devenue convexe du côté de sa face inférieure.

Les causes qui donnent lieu à cette déviation peuvent être divisées en *prédispoantes* et en *occasionnelles*.

On peut considérer comme causes prédisposantes :

1° La longueur trop grande de la région dorso-lombaire, qu'il n'est pas rare d'observer chez les chevaux (4) ;

2° L'habitude qu'ont certains cochers d'enrêner leurs chevaux beaucoup trop court pendant tout le temps de l'attelage ;

3° Le genre de service, tel que celui de la selle ou du bât.

Les causes occasionnelles sont les pressions trop considérables exercées par des fardeaux, par un cavalier trop lourd ou par les limons des voitures, ordinairement trop et souvent mal chargées.

Déjà, nous avons eu l'occasion de dire quelques mots relativement aux circonstances dans lesquelles se manifeste cette déviation qui nous paraît être

(1) Voir *Médecine vétérinaire*, édition de 1783, tome II, page 166.

(2) Bourgelat, *Éléments de l'art vétérinaire. Traité de la conformation extérieure du cheval*, édition de 1803) (la 5ᵉ). Voyez *Nécessité des proportions*, et en particulier la page 216.

(3) H. Bouley, *Nouveau Dictionnaire pratique de médecine, d'hygiène et de chirurgie vétérinaires*, tome V, art. *Dos*, page 129.

(4) Suivant Girard fils, « une légère différence dans l'épaisseur des fibro-cartilages intervertébraux suffit pour en établir une très grande dans la longueur du rachis ; aussi voit-on un nombre considérable de chevaux plus longs de corps que les animaux de cette espèce ne le sont habituellement ». *Procès-verbal de la séance publique annuelle tenue à l'École royale d'économie rurale et vétérinaire d'Alfort*, du 26 octobre 1823, page 20.

le plus ordinairement le résultat d'un effort ou d'une pression mécanique agissant de haut en bas sur la colonne vertébrale ; nous répéterons ici ce que nous avons dit à ce sujet (1).

L'anatomie montre la disposition, le nombre et la nature des différents moyens d'union qui maintiennent les os de la colonne vertébrale les uns à la suite des autres, et la physiologie explique quels sont le mécanisme de ces articulations et la résistance plus ou moins grande des ligaments sous l'influence des pressions et des mouvements brusques ; nous ne reviendrons pas sur ces détails.

Sous l'influence d'une pression s'exerçant de haut en bas sur la portion dorso-lombaire du rachis, les apophyses articulaires postérieures recouvrent complètement les apophyses articulaires antérieures de la vertèbre suivante, et les vertèbres tendent à s'écarter les unes des autres par leur corps. La pression réagit sur les disques intervertébraux, qui présentent alors plus d'épaisseur à leur partie inférieure qu'à leur partie supérieure ; nous disons les disques intervertébraux, car, effectivement, la pression se fait sentir sur plusieurs articulations, attendu que les différentes pièces de la colonne vertébrale sont solidaires les unes des autres, en raison de la communauté de plusieurs de leurs moyens d'union.

Au moment où nous écrivons ces lignes, nous avons sur notre table plusieurs portions de colonne vertébrale plus ou moins malades, et l'une d'elles présente la courbure en contre-bas dont nous venons de parler. Et ce que nous disons est tellement vrai que les ossifications, les stalactites osseuses commencent toujours, dans la région dorsale, à se faire remarquer à la partie inférieure du corps des vertèbres. Dans les premières vertèbres lombaires, c'est le plus ordinairement sur les parties latérales, et quelquefois, mais plus rarement, dans cette même partie des vertèbres.

Voilà ce que nous avons dit. Reprenons maintenant notre sujet.

Nous avons vu plusieurs fois des chevaux qui présentaient cette déviation. A l'autopsie, nous avons rencontré des ossifications au pourtour du corps des vertèbres dorsales, des ruptures plus ou moins complètes des disques intervertébraux et des articulations anormales entre les bords correspondants des apophyses épineuses qui étaient beaucoup plus rapprochées les unes des autres qu'à l'ordinaire.

Tel est évidemment le résultat produit par des pressions qui s'exercent pendant longtemps sur la colonne vertébrale de haut en bas. A l'appui de notre opinion, nous avons cité aussi un cheval qui nous en a fourni un exemple. Ce cheval, qui appartenait à un gendarme de la brigade de Charenton, était, à son arrivée, jeune et bien conformé ; mais, au bout de quel-

---

(1) *Mémoire sur l'entorse dorso-lombaire*, etc.. *loco citato*.

ques années de services, sous l'influence du poids considérable de son cavalier et du paquetage, il était devenu complètement et remarquablement ensellé.

De semblables faits ne sont pas absolument rares, et il faut admettre que leur production exige l'action prolongée de la cause qui doit amener la déformation ou la déviation de la colonne vertébrale.

Si, au lieu d'agir lentement et d'une manière presque continue, la force agissait brusquement ou était trop considérable relativement au degré de résistance de la colonne vertébrale, elle pourrait produire la rupture de la colonne vertébrale. Tessier en a cité l'exemple suivant :

« En 1735, un cheval vigoureux fut chargé par ordre de M. le comte de Saxe, du poids de 1,200 livres (600 kilog.) et tomba mort. » (1).

Dans notre *Mémoire sur l'entorse dorso-lombaire*, nous avons cité des observations qui ont quelque analogie avec la précédente.

Enfin, pour montrer que nous avons observé la lordose dans une autre espèce que celle du cheval, nous dirons que, il y a quelques années, un énorme bœuf qui présentait une semblable déformation de la région dorsale, a été exposé au concours des animaux de boucherie, à Poissy ; nous espérions le trouver à l'abattoir du Roule pour examiner les lésions de sa colonne vertébrale, mais cet animal, n'ayant pas obtenu de prime au concours, a été reconduit en province par son propriétaire (2).

Après tous les faits que nous venons de citer, nous désirions pouvoir mettre sous les yeux du lecteur au moins une observation complète, dans laquelle nous aurions exposé, par des mesures prises exactement, le degré d'incurvation et les lésions de la colonne vertébrale, mais il y avait déjà longtemps que nous n'avions eu, pour les travaux anatomiques, des chevaux affectés de cette déviation du rachis.

Enfin un sujet a été amené pour servir aux dissections le lundi 11 janvier 1864, et nous en avons profité pour faire l'observation qui nous manquait.

---

(1) *Nouveau cours complet d'Agriculture théorique et pratique ou Dictionnaire raisonné et universel d'Agriculture.* Édition de 1809. Voir tome 3e, art. *Cheval*, pages 562 et suivantes.

M. Geoffroy-Saint-Hilaire dans son *Histoire générale et particulière des anomalies de l'organisation chez l'homme et les animaux* (tome 1er, p. 263) a cité un fait curieux que l'on peut rapprocher du précédent : le voici : « Les transactions philosophiques pour l'année 1746, font mention de deux frères dont l'un pesait « 490 livres et l'autre 476. On rapporte que l'un des deux, voulant un jour monter « à cheval, le pauvre animal plia sous l'énorme poids de son cavalier, eut les reins « rompus, et expira sur la place. »

(2) Le propriétaire de cet animal était M. Barbillon, vétérinaire, ancien élève de l'École d'Alfort. Il nous a dit que cet animal s'était déformé durant le temps de l'engraissement.

OBSERVATION

Jument de trait léger, sous poil alezan, très vieille. Elle est fortement ensellée.

Voici les mesures que nous avons prises pour donner une idée aussi exacte que possible, de la déviation de la colonne dorso-lombaire.

Hauteur du corps mesurée au garrot........................ 1m,415

Hauteur du corps mesurée au sommet de la croupe........... 1m,440

De la partie la plus élevée du garrot au sommet de la croupe, il y a.. 0m,870
en mesurant la longueur avec le ruban métrique, et en suivant la ligne médiane très exactement.

Le dos et les reins sont fortement concaves d'avant en arrière. En plaçant une règle d'une part sur la partie la plus élevée du garrot, et d'autre part sur le sommet de la croupe, représentant une corde dont l'arc est formé par la portion dorso-lombaire du rachis, et en menant une droite ou une flèche de la corde à l'arc, on voit que, à une distance de 0m,039 de la partie la plus élevée du garrot, la flèche a une longueur de 0m,120. La longueur de cette flèche indique le degré de l'incurvation vertébrale.

Cette jument n'a pas été autrement examinée ; on ne l'a pas fait marcher parce qu'on était très pressé ; elle a été sacrifiée par effusion de sang et disséquée par les élèves.

La dissection des muscles a fait reconnaître que ceux qui occupaient les gouttières vertébro-costales étaient parfaitement sains.

Nous avions recommandé de ne pas toucher à la colonne vertébrale, et voici ce qu'un examen attentif nous y a fait observer.

Après avoir enlevé les quelques muscles qui étaient encore sur les vertèbres au moment où la pièce anatomique nous fut remise, nous disséquâmes les ligaments sus-épineux, inter-épineux et vertébral commun inférieur. Tous ces ligaments étaient sains. Ensuite nous fîmes sauter à l'aide du rogne-pied et d'un marteau, les apophyses épineuses de toutes les vertèbres dorsales et des lombaires, pour voir le ligament vertébral commun supérieur. Ce ligament était tout à fait sain dans toute son étendue. Enfin, nous terminâmes notre examen par celui des disques intervertébraux, après avoir fait une section d'avant en arrière, à l'aide d'une scie, section qui passait par le milieu des articulations du corps des vertèbres.

Nous avons cru devoir indiquer ici tout ce que nous avons fait pour rechercher les lésions que pouvait présenter la colonne vertébrale du sujet de cette observation.

Toutes les préparations ont été faites avec soin, et pour ne pas produire de lésions, et pour ne pas augmenter le degré de celles qui pouvaient exister ; aussi pouvons-nous affirmer que les lésions que nous avons reconnues existaient bien pendant la vie de l'animal.

Notons d'abord que, lorsque la colonne vertébrale a été tout à fait isolée, elle présentait une mobilité, une flexibilité très remarquable, qu'on ne remarque pas d'ordinaire, et dans les mêmes conditions.

Voici ce que nous avons constaté :

1° Ainsi que nous l'avons déjà dit, les ligaments sus-épineux dorso-lombaire, inter-épineux, vertébral commun inférieur et vertébral commun supérieur étaient sains;

2° Sur les parties latérales du corps des 4e et 5e vertèbres lombaires, à droite et à gauche, il existait une tumeur osseuse; elle était plus volumineuse à gauche qu'à droite, et pour la 5e vertèbre que pour la 4e ;

3° Au niveau des articulations par le corps des 12e et 13e, 13e et 14e, 14e et 15 vertèbres dorsales, on a trouvé aussi de petites tumeurs osseuses, des deux côtés, mais très peu volumineuses, et cependant elles augmentaient peu à peu de volume de la première à la dernière des articulations qui viennent d'être indiquées;

4° Il y a quelques végétations osseuses sur les apophyses épineuses des 13e, 14e, 15e et 16e vertèbres dorsales; elles sont peu volumineuses, mais elles le sont plus sur les 14e et 15e que sur la précédente ou la suivante. Ces végétations se font surtout remarquer sur les bords des apophyses épineuses ;

5° Disques inter-vertébraux :

A. *Région dorsale.* — Dans cette région nous avons rencontré les disques intervertébraux plus ou moins rompus dans leur hauteur, bien que leur partie périphérique fût tout à fait exempte d'aucune espèce de lésions.

Ainsi :

Dans l'articulation de la première avec la deuxième vertèbre dorsale, le disque était rompu dans sa moitié supérieure environ.

Il en était de même dans l'articulation de la deuxième avec la troisième, et il y avait en ce point une très grande mobilité des deux os l'un sur l'autre.

Entre la 5e et la 6e, la rupture était presque complète, mais la périphérie du disque était intacte.

Entre la 6e et la 7e, la rupture du disque occupait environ la moitié inférieure, de bas en haut.

De même entre les 7e et 8e, 8e et 9e, 9e et 10e mais, dans cette dernière articulation, la rupture du disque était moins étendue que dans les précédentes.

Il en était encore de même entre les 12ᵉ et 13ᵉ, 13ᵉ et 14ᵉ, 14ᵉ et 15ᵉ, 15ᵉ et 16ᵉ. Dans ces articulations, la rupture des disques portait surtout sur la moitié supérieure.

B. *Région lombaire.* — Les mêmes lésions ou à peu près ont été constatées dans la région lombaire; les disques intervertébraux étaient rompus dans la moitié supérieure de leur hauteur, dans les articulations des 2ᵉ et 3ᵉ, 3ᵉ et 4ᵉ.

Dans tous les points où les disques intervertébraux étaient rompus, il y avait une mobilité non ordinaire, bien facile à constater, en comparant ces points à ceux où les disques adhéraient par leurs deux faces et dans toute leur étendue.

Dans les endroits où les disques avaient été rompus, on ne trouvait plus à la surface aucune trace des fibres concentriques, la couleur était jaunâtre, la consistance plus grande, et la surface lisse, comme tomenteuse.

Partout ailleurs, l'aspect, la couleur et la structure avaient les caractères normaux.

Entre les 5ᵉ et 6ᵉ vertèbres lombaires, le disque intervertébral était intact, mais il n'y avait aucune mobilité des deux os l'un sur l'autre, parce qu'il y avait un commencement de soudure qui se faisait remarquer près du plancher du canal rachidien.

Articulation lombo-sacrée. — Cette articulation présentait une mobilité très grande. Après avoir constaté que les ligaments périphériques étaient sains, nous avons ouvert les différentes parties de cette articulation et reconnu ce qui suit :

Les surfaces articulaires de la partie postérieure de l'apophyse transverse de la 6ᵉ vertèbre lombaire (des deux côtés) et celles correspondantes du sacrum sont très irrégulières, mamelonnées, de couleur jaunâtre ; elles sont comme rongées ; dans plusieurs points, on remarque de petits fragments cartilagineux, mobiles, irréguliers, qui n'adhèrent plus que par une très petite partie de leur contour.

Le disque intervertébral était adhérent par ses deux faces, mais en passant le doigt sur la coupe qui en a été faite, on sent dans son épaisseur de petits points osseux, particulièrement dans les points les plus rapprochés de de son bord inférieur.

Pour terminer, nous exposerons dans un tableau une série de mesures indiquant les différents degrés d'incurvation de haut en bas que présente la colonne vertébrale du cheval dans le cas de lordose. Nous devons les chiffres contenus dans ce tableau à l'obligeance et à l'amitié de l'un de nos honorables condiciples, M. Mitaut, vétérinaire en premier au neuvième régiment d'artillerie, en garnison à Vincennes. M. Mitaut a mesuré tout exprès, et d'après nos indications, les chevaux ensellés de son régiment.

Nos d'ordre.	Nos de batterie.	Nos matricules.	Date de l'entrée au corps.	Sexe.	Age.	Service.	HAUTEUR du corps au garrot.	HAUTEUR du corps au sommet de la croupe.	DISTANCE du garrot au sommet de la croupe.	DISTANCE du garrot à la partie moyenne de la courbure vertébrale.	DEGRÉ de la courbure mesurée à sa partie moyenne.
1	2e	7346	1855	Jument	15 ans	Trait	1^{m},560	1^{m},580	0^{m},910	0^{m},450	0^{m},120
2	3e	5027	1859	Cheval	9 ans	Selle	1^{m},570	1^{m},590	0^{m},900	0^{m},350	0^{m},130
3	»	8505	1859	Cheval	10 ans	Trait	1^{m},530	1^{m},530	0^{m},800	0^{m},280	0^{m},115
4	5e	101	1859	Cheval	10 ans	Trait	1^{m},500	1^{m},520	0^{m},730	0,^{m}270	0^{m},090
5	»	8530	1859	Cheval	11 ans	Trait	1^{m},550	1^{m},550	0^{m},800	0^{m},270	0^{m},105
6	»	8710	1859	Cheval	12 ans	Trait	1^{m},520	1^{m},520	0^{m},800	0^{m},300	0^{m},090
7	6e	4628	1848	Jument	20 ans	Trait	1^{m},560	1^{m},540	0^{m},900	0^{m},370	0^{m},150
8	8e	7190	1855	Cheval	17 ans	Trait	1^{m},520	1^{m},525	0^{m},850	0^{m},310	0^{m},120
9	9e	6360	1854	Cheval	16 ans	Trait	1^{m},520	1^{m},530	0^{m},700	0^{m},300	0^{m},110
10	»	7982	1856	Jument	14 ans	Selle	1^{m},580	1^{m},590	0^{m},850	0^{m},350	0^{m},120
11	»	7603	1855	Jument	16 ans	Trait	1^{m},480	1^{m},480	0^{m},770	0^{m},400	0^{m},110

NOTA. — Dans l'artillerie, les chevaux de trait sont aussi quelquefois employés au service de la selle.

En résumé, la lordose ou la déviation de la colonne vertébrale de haut en bas, dont nous aurions désiré rendre l'histoire encore beaucoup plus complète par le nombre de nos observations, nous paraît, dans la majorité des cas, reconnaître pour cause les pressions qui s'exercent sur la colonne vertébrale de haut en bas.

Dans d'autres circonstances, le poids énorme des viscères abdominaux, comme dans l'espèce bovine, par exemple, peut amener la colonne vertébrale dans la même déviation.

Chez les béliers de la race mérinos-Rambouillet, chez quelques chiens et chez quelques porcs, c'est là en quelque sorte une particularité de la conformation.

Enfin ajoutons encore, d'après les remarques qui ont été faites et nous ont été communiquées par notre frère, M. Jules Goubaux, vétérinaire de l'administration des haras, au dépôt impérial d'étalons, à Blois, que presque tous les vieux étalons présentent cette même déviation rachidienne.

Il n'entre pas dans notre plan de traiter ici de la lordose relativement à l'utilisation des animaux ; nous nous en occupons seulement au double point de vue de la pathologie et de l'anatomie pathologique.

Les causes que nous avons assignées à cette déviation sont donc, en général, purement physiques (1), et elles produisent d'autant plus facilement leur effet que les animaux y sont plus prédisposés par leur conformation, c'est-à-dire par la trop grande longueur de la région dorso-lombaire, que l'on constate le plus ordinairement chez les animaux qui en sont affectés.

Il n'est pas moins remarquable que les animaux ensellés ont les côtes rondes, et que leur poitrine est très développée.

Chez ces animaux on remarque souvent, particulièrement chez ceux qui sont utilisés au service de la selle, du trait, du bât, et aussi chez les ânes, que la partie supérieure du tronc, en arrière des épaules et du garrot, est fortement aplatie, et que la partie des harnais qui s'applique à cet endroit : (selle, sellette, bât) y a fortement imprimé la forme de sa surface correspondante.

Cependant, lors de la dissection de ces animaux, on ne rencontre aucune altération des parties subjacentes à la peau ; le tissu cellulaire, les muscles, les os ne présentent rien d'anormal.

Il n'en est pas de même autour du corps des vertèbres ; souvent il y a des végétations osseuses, véritables ostéophytes, sortes de contreforts qui, en

---

(1) Nous devons dire cependant que M. Lafosse, professeur de clinique à l'École Impériale vétérinaire de Toulouse, a constaté la déviation de haut en bas, en arrière du garrot, chez des porcs affectés de rachitisme. — Voir *Journal des Vétérinaires du Midi*, 2ᵉ série, tome IX, année 1856, page 481.

diminuant la mobilité de la colonne vertébrale, lui donnent une plus grande solidité ou somme de résistance.

D'autres fois enfin, on remarque des ruptures plus ou moins complètes et nombreuses des disques intervertébraux.

Telles sont les lésions les plus ordinaires de cette diastase rachidienne dont nous avons fait connaître les divers degrés.

Dans tous les cas, d'après ce que nous avons dit, il est évident :

1° Que la colonne dorso-lombaire offre alors une somme de résistance beaucoup moindre que si elle était bien conformée ;

2° Que cette diastase rachidienne peut être ou non accompagnée de lésions des os de la région dorso-lombaire du rachis ou de quelques-uns de leurs moyens d'union.

§. II. — De la Cyphose.

SYNONYMIE : *Dos voûté, bosse, gibbosité, colonne vertébrale voussée en contre-haut, reins voussés.*

Vitet, dans sa *Médecine vétérinaire* (1) a fait une simple indication de cette déviation qui peut se faire remarquer soit dans la région dorsale, soit dans la région lombaire, soit enfin dans ces deux régions à la fois.

On ne peut admettre chez aucun de nos animaux domestiques, que la cyphose puisse être le résultat d'une courbure par habitude, c'est-à-dire d'une direction que prendrait la colonne vertébrale dans l'exécution d'actes très fréquemment répétés. On sait que c'est à l'habitude qu'on attribue cette déviation qu'on observe assez communément chez les hommes qui travaillent en courbant la colonne vertébrale. On en voit d'assez fréquents exemples, particulièrement dans les pays vignobles, et Séraphin, l'inventeur des ombres chinoises en France, en offrait un très remarquable (2).

Chez le cheval, la cyphose paraît dûe aux efforts musculaires trop violents, trop au dessus du degré de résistance de la colonne vertébrale. Vitet (3) et Hurtrel d'Arboval (4) ont attribué cette déviation à ces mêmes causes. Jusqu'à présent, nous l'avons observée plus particulièrement chez des chevaux de trait. Voyons donc comment on peut se rendre compte de l'action de ces causes pour la manifestation de cette déviation de la colonne vertébrale.

---

(1) Édition de 1873, tome II, page 166.

(2) Le squelette de Séraphin est au Musée Dupuytren, où nous l'avons plusieurs fois examiné.

(3) Vitet, *loco citato*.

(4) Hurtrel d'Arboval, *Dictionnaire de médecine, de chirurgie et d'hygiène vétérinaires*. 2e édition, voir *Déviations*, tome II, page 48.

Dans les efforts exigés par le tirage, la colonne vertébrale décrit une courbe dont la concavité regarde en bas et la convexité en haut. Ne peut-il arriver que, dans de telles conditions, des tiraillements soient opérés sur les différents moyens d'union des vertèbres? On ne saurait le nier. On sait, en effet, que dans cet état de courbure, la contraction musculaire peut s'exercer à un tel degré que les vertèbres, celles qui occupent la partie moyenne de l'arc dorso-lombaire, se trouvent en quelque sorte écrasées par la concentration de l'effort.

Nous avons cité des faits à l'appui de notre manière de voir à cet égard, d'abord dans notre *Mémoire sur l'entorse dorso-lombaire*, et ensuite dans une discussion qui eut lieu à la Société vétérinaire relativement aux fractures de la colonne vertébrale (1).

Mais dans le cas dont nous nous occupons, les tiraillements opérés sur les ligaments ont pour conséquence de déterminer la formation de végétations osseuses ou d'ostéophytes au pourtour des articulations du corps et des apophyses articulaires, et ce sont elles qui, en assurant la solidité et l'immobilité de la colonne vertébrale dans les points qui ont été lésés, nous paraissent déterminer consécutivement la formation de la cyphose. Ces végétations osseuses constituent, ainsi que nous l'avons dit ailleurs, une sorte de réparation aux dommages causés à la colonne vertébrale.

Parmi les observations que nous avons recueillies, deux nous paraissent bien justifier notre opinion sur la cause de cette déviation.

En dehors d'une action purement mécanique ou physique, nous ne voulons pas nier cependant que quelques maladies, comme le rachitisme par exemple, ne puissent causer cette diastase rachidienne.

Notre honorable et savant collègue, M. Lafosse, professeur de clinique à l'École impériale vétérinaire de Toulouse, a remarqué en effet que cette déviation s'est manifestée sous l'influence du rachitisme, chez une panthère (2).

Nous reviendrons sur ce point à la fin de notre Mémoire.

OBSERVATIONS.

PREMIÈRE OBSERVATION.

Sous le titre de : *Clinique de l'École impériale vétérinaire de Toulouse*, M. Serres, chef de service de clinique a publié le fait suivant (3) :

---

(1) Séance du 11 mars 1852. Voir *Recueil de médecine vétérinaire*, année 1852, tome 29, page 392.

(2) *Journal des vétérinaires du Midi*, 3e série, tome 1er, année 1858, p. 71.

(3) *Journal des vétérinaires du Midi*, année 1859, tome 22e, page 379.

« *Gibbosité.* — Cette lésion, que notre professeur a cru pouvoir désigner sous le nom d'ostéite hypertrophique de la colonne dorso-lombaire et du bord antérieur des iliums, a été observée chez une mule âgée de deux ans et demi. Cette affection s'est montrée quelque temps après la disparition de la gourme; elle a fait journellement des progrès.

« Au moment où la malade entre dans nos infirmeries, l'affection date déjà de six mois.

« La colonne dorso-lombaire est, dans son tiers postérieur, voussée en contre-haut; la partie spinale des vertèbres a un volume plus fort qu'à l'état normal et que les vertèbres qui précèdent cette voussure; la pression de la région malade détermine de la douleur témoignée, de la part de l'animal, par une légère plainte et une flexion subite et très prononcée de la colonne vertébrale; la fouille rectale démontre que le corps des vertèbres, voussées en contre-haut, est plus gros qu'à l'état normal; les bords antérieurs des iliums sont aussi fortement épaissis; toutes les parties malades offrent au toucher une forte résistance.

« L'état général du sujet dénote de la vigueur, de la force; les muqueuses ont une belle couleur rouge; l'appétit est bon; toutes les fonctions paraissent à l'état normal; l'animal est en très bon état, la marche n'est nullement vacillante, les allures du trot et du galop se font sans trop de gêne.

« La résistance offerte par le tissu osseux malade, son accroissement de volume sans déviation, l'état général du sujet, l'accomplissement régulier de toutes les fonctions ne permettent pas de rattacher cette gibbosité à un état rachitique, et autorisent le diagnostic porté par M. le professeur Lafosse.

« C'est à la suite de la gourme que cette affection s'est montrée. Y a-t il quelques rapports entre ces deux maladies? Nous n'oserions l'affirmer. La gourme laissant souvent après elle des lésions si variées, il n'y aurait néanmoins rien d'étonnant que ce fût là une manifestation de cette maladie générale et très bizarre dans les formes qu'elle affecte.

« Cette malade est restée vingt-trois jours dans nos infirmeries; elle a été soumise à un traitement local et général, consistant, pour l'extérieur, en applications d'onguent de Lebas, frictions d'huile iodée; à l'intérieur, protoiodure de mercure. Après huit jours de l'administration de ce médicament, une forte constipation en fit suspendre l'emploi pendant quatre à cinq jours; il fut repris et continué jusqu'au moment de la sortie de la petite mule. »

« Il n'y avait pas guérison, mais amélioration sensible, caractérisée surtout par une voussure moins prononcée, une douleur de la région moins vive, une légère diminution du volume des vertèbres.

« Nous n'avons pas su ce qu'était devenue cette bête; nous avions néanmoins assez de confiance en son état pour espérer, sinon une guérison radicale, du moins une amélioration très-sensible, et la possibilité d'utiliser ce jeune animal. »

DEUXIÈME OBSERVATION

Cheval bossu dans la région lombaire.

Le dimanche 22 novembre 1863, parmi les chevaux amenés à l'École pour servir aux travaux anatomiques se trouvait un cheval entier, de gros trait, sous poil blanc, de taille moyenne, très vieux, usé sur ses membres, qui présentait une déviation de bas en haut de la région lombaire. Ce cheval avait une marche un peu gênée; il avait une déformation de la face externe de la cuisse gauche, et la dissection a fait connaître que c'est à une lésion des muscles de la région crurale postérieure, particulièrement à celle du muscle long-vaste ou ischio-tibial externe que doit être attribuée la gêne de la marche (1).

La région lombaire décrivait une courbure bien marquée, à convexité supérieure, dirigée d'avant en arrière.

Nous avons recommandé aux élèves qui disséquaient le cadavre de cet animal de scier la colonne vertébrale pour que nous puissions l'examiner.

La division de la colonne vertébrale a été assez mal faite, nous devons le dire, puisque la coupe a été opérée, en avant, dans l'épaisseur du corps de la seizième vertèbre dorsale, et en arrière, dans l'épaisseur du corps de la sixième vertèbre lombaire. Quoi qu'il en soit, nous avons constaté que la partie supérieure de cette portion du rachis était convexe, tandis qu'elle était concave à sa partie inférieure. En appliquant une règle métallique, droite, sur le milieu, parallèlement à la longueur et sur la face inférieure du rachis, cette règle formait une corde dont l'arc était représenté par le corps des vertèbres. Nous avons mesuré ensuite le degré de cette courbure anormale, en menant une flèche de l'arc à la corde, et nous avons vu qu'elle était égale à $0^{m}017$, au niveau de la partie antérieure du corps de la deuxième vertèbre lombaire.

Les muscles étaient sains dans chacune des régions sous-lombaires et dans chacune des régions spinales.

La dissection nous a fait constater la présence de tumeurs osseuses (mais peu volumineuses relativement à celles que nous avons observées nombre de fois chez des chevaux qui n'avaient aucune déviation de la région lombaire), autour des articulations de la 2e avec la 3e et de la 3e avec la 4e vertèbre lombaire. Elles étaient plus volumineuses du côté gauche que du côté droit.

---

(1) Cette lésion, dont nous ne devons pas nous occuper ici, est déposée au cabinet des collections de l'École.

Autour des articulations des apophyses articulaires des vertèbres sus-indiquées, il y avait aussi des tumeurs osseuses, et elles étaient un peu plus volumineuses du côté droit que du côté gauche.

Ensuite, nous avons fait une coupe avec précaution, à l'aide d'un rogne-pied et d'un marteau, dans le corps des vertèbres lombaires, d'avant en arrière et à plat, graduellement, et nous avons pu voir et montrer aux élèves qui nous assistaient dans le service, que dans les articulations de la 2e avec la 3e, et de la 4e avec la 5e vertèbre lombaire, il y avait une rupture partielle, centrale, du disque inter-vertébral, tandis que la rupture était complète dans l'articulation de la 3e avec la 4e vertèbre lombaire. Dans cette dernière articulation, les surfaces étaient lisses, jaunes, contiguës, absolument comme celle de l'articulation scapulo-humérale, et on ne retrouvait de vestige du disque inter-vertébral qu'à la périphérie des surfaces articulaires.

Quant aux articulations des apophyses articulaires des vertèbres correspondantes, elles étaient saines, mais elles étaient entourées par une masse osseuse qui en assurait la solidité, en même temps qu'elle en anéantissait le mouvement, particulièrement du côté droit.

TROISIÈME OBSERVATION

Cyphose dorso-lombaire, chez une jument.

Signalement. — Jument, de gros trait, de grande taille, sous poil gris-clair, âgée de douze ans environ : elle est amaurotique, sa marche est régulière. Elle présente une déviation de la colonne dorso-lombaire, d'avant en arrière et de bas en haut. Elle a été amenée à l'Ecole le dimanche 6 décembre 1863, pour servir aux travaux anatomiques. Comme nous pouvions avoir la facilité d'examiner les lésions de la colonne vertébrale, nous examinâmes cette bête sous le rapport de la diastase vertébrale, et nous prîmes les notes suivantes.

A partir du garrot, ou en d'autres termes, de la partie antérieure du dos, la ligne dorso-lombaire, au lieu d'être à peu près horizontale comme elle l'est d'ordinaire chez les animaux bien conformés (1), se dirigeait progressivement d'avant en arrière et de bas en haut jusque vers la partie moyenne de la région lombaire, et, à partir de ce point, la ligne se continuait de haut en bas et d'avant en arrière jusqu'à la partie antérieure de la croupe. La déviation était donc médiane, et il n'y avait aucune déviation latérale.

---

(1) Nous avons mis à côté du sujet de cette observation un cheval anglais et une jument allemande qui avaient été aussi amenés à l'Ecole pour servir aux dissections. Ces deux derniers animaux avaient une très belle conformation et il devint évident, par la comparaison, pour toutes les personnes présentes à l'examen, que la déviation vertébrale était très remarquable chez le premier.

Voici les mesures que nous avons prises :

1° Hauteur du corps au niveau du garrot.................... 1m 627.

2° Hauteur du corps mesurée à la partie postérieure du garrot ou à la partie antérieure du dos................................... 1m 552.

3° Hauteur du corps mesurée à la partie moyenne de la région lombaire, c'est-à-dire à la partie la plus saillante de la courbure........... 1m 611.

4° Hauteur du corps mesurée au sommet de la croupe ou au niveau de l'angle antérieur interne de l'ilium.................... ...... 1m 619.

Nous devons faire remarquer que le sommet de la croupe est plus élevé que la ligne médiane, et que celle-ci correspond à une partie excavée comprise entre l'angle antérieur interne des deux iliums.

Cette bête a été sacrifiée par effusion de sang, le lundi 7 décembre 1863.

Lésions de la colonne vertébrale. — *a*). *Muscles*. — Les muscles de la région sous-lombaire et ceux de la région spinale du dos et des lombes sont sains des deux côtés.

b). *Articulations*. — Le ligament vertébral commun inférieur, le ligament sus-épineux dorso-lombaire et les ligaments inter-épineux sont sains. Nous pouvons dire aussi tout de suite que le ligament vertébral commun supérieur est sain, quoique nous ne l'ayons vu qu'en dernier lieu.

Sur les côtés des articulations par le corps de la 3e avec la 4e et de la 4e avec la 5e vertèbre lombaire, il y a quelques végétations osseuses peu volumineuses, mais cependant un peu plus fortes pour la seconde de ces articulations que pour la première.

Les articulations par les apophyses articulaires de la 1re avec la 2e et de la 2e avec la 3e vertèbre lombaire sont grosses; elles sont entourées par une sorte de tumeur osseuse qui les constitue en fausse ankylose.

Ces lésions sont plus prononcées du côté droit que du côté gauche, et plus pour les dernières articulations que pour les premières.

La dissection a fait reconnaître, après avoir enlevé la tumeur osseuse périphérique qui s'opposait à tout mouvement, que les surfaces articulaires étaient saines.

Nous avons procédé ensuite à l'examen des disques inter-vertébraux, en enlevant avec précaution et par couches le corps des vertèbres dorsales et des lombaires.

Tous les disques inter-vertébraux ont été trouvés sains, excepté celui de l'articulation de la 3e avec la 4e vertèbre lombaire.

Dans cette articulation, le disque inter-vertébral était rompu dans une partie assez considérable de son étendue. A la périphérie il n'offrait rien d'anormal, mais il était rompu dans les trois quarts inférieurs de sa hauteur, de bas en haut et dans sa moitié centrale, relativement à son diamètre transversal. Là où il avait été rompu, les surfaces articulaires étaient écartées l'une de l'autre et étaient recouvertes par une couche molle et douce au toucher, de couleur jaunâtre.

Tout cela était bien différent de ce que l'on remarquait dans les points où le disque était normal.

L'articulation lombe-sacrée a présenté aussi quelques lésions. Les ligaments périphériques et le disque inter-vertébral étaient sains. Les surfaces articulaires situées sur le bord postérieur des apophyses transverses et par lesquelles la sixième vertèbre lombaire s'oppose au sacrum et celles correspondantes de ce dernier os étaient altérées, mais plus du côté droit que du côté gauche. Ces surfaces avaient, dans plusieurs endroits de leur étendue, une couleur jaunâtre, et elles étaient mamelonnées ou rayées dans le sens vertical.

Ces dernières lésions étaient semblables à celles que l'on rencontre très souvent dans les articulations des vieux chevaux : elles appartiennent à l'arthrite sèche ou à l'arthrite rhumatismale chronique.

QUATRIÈME OBSERVATION

Cyphose lombaire, chez une jument.

Jument normande, de carrosse, sous poil bai, âgée de onze à douze ans. Cette bête qui a été amenée à l'Ecole pour servir à des travaux anatomiques. présente une courbure antéro-postérieure et de bas en haut, de la région lombaire du rachis. Par suite de cette déviation vertébrale qui a déterminé le raccourcissement du rachis, les membres antérieurs sont plus rapprochés des postérieurs que dans les conditions ordinaires, et dans la station libre l'animal est *sous lui* du devant et du derrière. La marche est raccourcie. Nous avons vu et fait marcher plusieurs fois cette bête dans la cour du service d'anatomie, mais la cour n'est pas assez spacieuse pour qu'on y puisse exercer les chevaux, et nous n'avons pu reconnaître si, pendant la marche, l'animal forgeait de temps en temps.

Le peu d'étendue de terrain que l'animal embrassait à chaque pas peut être dû tout aussi bien à la courbure de la région lombaire en contre-haut qu'au peu d'habitude du pas qu'ont les chevaux trotteurs.

En effet, il y a peu de chevaux trotteurs qui marchent aussi bien que ceux qui sont utilisés au pas exclusivement.

Le sujet de cette observation, de race distinguée, faisait très probablement dans ces derniers temps, le service d'une voiture publique ; c'est assez ordinaire à Paris, les chevaux sont amenés ainsi à une usure complète.

Voici les mesures que nous avons prises pour donner une idée exacte de la déviation vertébrale :

Hauteur du corps au garrot............................ 1m,680.

— — au sommet de la croupe................ 1m,650.

Hauteur du corps à la partie moyenne de la voussure lombaire, qui nous paraît correspondre au sommet de l'apophyse épineuse de la troisième vertèbre lombaire (1).. 1m,642.

De la partie la plus élevée du garrot au sommet de la croupe, la distance mesurée à l'aide d'un ruban métrique est juste égale à.. 1m,000.

A 0m,400 en arrière de la partie la plus élevée du garrot, la hauteur du corps est de.. 1m,580.

A 0m,800 en arrière de la partie la plus élevée du garrot et au niveau de la partie moyenne de la courbure de la région lombaire, la hauteur du corps est de.. 1m,642.

Cette jument est morte naturellement dans la nuit du 3 au 4 février 1864; elle a été disséquée dans la journée.

Autopsie cadavérique. — Les muscles des gouttières vertébrales et ceux des régions sous-lombaires sont sains.

Les ligaments sus-épineux dorso-lombaire, inter-épineux et vertébral commun inférieur sont sains. Il n'y a absolument aucune lésion quelconque au pourtour des articulations du corps des vertèbres, ni autour de celles des apophyses articulaires.

Les apophyses transverses des vertèbres lombaires sont recourbées de dessus en dessous, concaves à leur face inférieure, et elles s'imbriquent en quelque sorte par leurs bords correspondants et vers leurs extrémités, des deux côtés.

Après avoir fait sauter, à l'aide d'un rogne-pied et d'un marteau, toutes les apophyses épineuses des vertèbres lombaires et ouvert le canal vertébral, nous avons reconnu que le ligament vertébral commun supérieur est sain.

Enfin, nous avons, par un trait de scie sur la ligne médiane, divisé tous les disques inter-vertébraux, et nous avons constaté qu'ils ont tous leurs propriétés physiques normales, et qu'ils ne présentent aucune lésion.

En définitive, il y avait chez cette bête une déviation de la région lombaire de bas en haut; le corps des vertèbres lombaires décrivait une courbe d'avant en arrière, concave, dont la mesure était égale, dans la partie

(1) Nous nous sommes assuré à l'autopsie que notre détermination avait été exacte.

moyenne et au niveau de l'articulation du corps de la troisième avec la quatrième vertèbre lombaire, à 0^m,013 ; le plancher du canal rachidien était convexe d'avant en arrière, et cependant nous n'avons constaté aucune lésion quelconque, ni des os, ni des articulations.

Etait-ce là une courbure par habitude? L'un des petits sésamoïdes antérieurs avait une altération sur sa face postérieure, semblable à celle que l'on remarque dans le cas de maladie naviculaire.

§ III. — De la Scoliose.

SYNONYMIE : *Bosse, Gibbosité, Dos courbé.*

La déviation latérale du rachis soit du côté gauche, soit du côté droit, n'est pas toujours simple; elle est quelquefois accompagnée de cyphose, c'est-à-dire que le rachis peut être courbé en deux sens différents, de bas en haut et latéralement; elle se fait remarquer particulièrement dans la région dorsale.

Les observations que nous avons faites répondent à ces divisions qui pourraient être établies pour l'étude de la scoliose.

Dans notre *Mémoire sur l'entorse dorso-lombaire*, nous avons dit que, au mois d'avril 1851, à Neubourg, département de l'Eure, nous avons vu un mulet qui présentait une déviation de la colonne dorso-lombaire en deux sens différents, de bas en haut et d'avant en arrière. Nous n'avons pu avoir aucun renseignement sur cet animal. Aujourd'hui nous ajoutons que cet animal présentait dans la disposition extérieure de sa colonne vertébrale et dans sa marche ce que nous avons observé chez un cheval dont nous rapporterons bientôt l'histoire complète. (Voir quatrième observation.)

Le 12 juillet 1857, on montrait à la fête des Carrières-Charenton, un cheval que son propriétaire annonçait au public sous nom de *Cheval de Crimée* (!!) C'était un cheval de gros trait, sous poil alezan, qui avait une déviation de la colonne vertébrale, assez semblable, moins prononcée cependant que celles que nous avons observées sur d'autres individus. Le rachis décrivait une courbure de bas en haut et dans le sens latéral; l'animal était plus long d'un côté que de l'autre si on le mesurait du coude au grasset.

Les deux testicules de ce cheval étaient restés dans l'abdomen (*Cryptorchidie double*), et il portait à la partie antérieure du fourreau des mamelons aussi développés que le sont d'ordinaire ceux de la jument. Le pénis était recourbé en arrière, comme dans les exemples décrits sous le nom d'*hermaphrodites* par Gohier (1) et par M. Rey (2). (Nous avons eu l'occasion de disséquer trois chevaux et un taureau qui présentaient cette anomalie des organes génitaux.)

Chez un porc, qui fut sacrifié dans le service d'anatomie, nous avons observé aussi un exemple de déviation latérale des premières vertèbres dorsales.

Nous avons tenu à citer ces faits d'abord, quoique les détails leur fassent défaut, pour montrer que la scoliose n'est pas absolument rare, puisque nous avons pu, par nous-même, en observer un certain nombre, mais nous en ferons connaître d'autres beaucoup plus complets.

La scoliose peut être *congénitale* (3) ou *acquise*. Cette division se trouve nettement établie par nos observations.

Elle est peut être due à un défaut d'action dans les muscles extenseurs de la colonne vertébrale, soit d'un côté, soit de l'autre, ainsi que nous l'avons observé une fois ; ou bien, et c'est là le cas le plus commun, elle est le résultat d'une maladie qu'il nous est impossible de préciser actuellement. Aussi nous bornerons-nous à signaler à l'attention de nos confrères ces derniers faits. Il faut espérer que, lorsque les observations seront plus nombreuses, et surtout lorsque les animaux auront pu être observés dès le début de la déviation, il sera possible de remonter à la véritable cause de la déviation latérale de la colonne vertébrale ; c'est ce que, nous le répétons, nous ne saurions faire encore aujourd'hui.

Il est des cas où la scoliose peut être le résultat d'une habitude prise par l'animal d'incliner la colonne vertébrale plus d'un côté que de l'autre, par exemple dans le cas de blessure de l'un des pieds ou d'une maladie chirurgicale, de l'un des membres antérieurs.

---

(1) Gohier. — *Mémoires et observations sur la Chirurgie et la Médecine vétérinaires*. Tome 1er, page 17. Voir *Mémoire sur plusieurs animaux nommés hermaphrodites.*

(2) M. Rey. — *Journal de Médecine vétérinaire, publié à l'Ecole de Lyon.* Année 1846, page 230. Voir *Monstruosités des organes génitaux : Deux exemples d'hermaphrodisme dans le cheval et un cas d'hypospadias chez un agneau.*

(3) Hurtrel D'Arboval, dans son *Dictionnaire de Médecine, de Chirurgie et d'hygiène vétérinaires*. (2e édition. Tome II, page 48) à l'article *Déviations*, a dit ce qui suit :

« Les déviations congénitales qu'on appelle *bosses* sont très rares, mais ne sont pas sans exemple dans les quadrupèdes. M. Bénard en a rencontré deux sur deux poulains de lait, d'ailleurs bien conformés, issus de deux mères et d'un père commun. La difformité consistait, chez chacun d'eux, en deux bosses formées, l'une par l'élévation de la colonne épinière, l'autre par la déviation, à gauche, de cette même colonne. Il est à noter que les deux mères et le père avaient antérieurement produit des poulains bien conformés. »

On voit en effet, dans l'une ou dans l'autre de ces circonstances, si la maladie du pied est du côté gauche, par exemple, la colonne vertébrale s'incliner plus ou moins fortement à droite, et quand on regarde la ligne médiane, d'arrière en avant ou du sommet de la croupe au garrot, on s'aperçoit facilement de la déviation du garrot à droite. Cette déviation persiste quelquefois très longtemps après la guérison de la maladie du pied.

Cette déviation peut être appelée *par habitude*; elle correspond à peu près à celle qu'on observe chez les hommes de différents corps d'état; les forgerons, les menuisiers, etc., par exemple; mais ce n'est que dans les circonstances énoncées plus haut que la déviation latérale du rachis peut être comparée à celle dont nous venons de parler, et qu'on observe si communément dans l'espèce humaine.

Ainsi que nous l'avons dit, la scoliose est rarement simple ; elle est presque toujours accompagnée de la cyphose. Ces deux déviations sont parfois portées à un haut degré chez quelques individus. Cependant on n'observe pas toujours, au moins d'après nos observations personnelles, que, outre la diastase principale ou essentielle, la colonne vertébrale présente ce qu'on a appelé une *courbure de compensation*. Cette dernière, quand elle existe, a lieu en sens inverse de la déviation principale, ainsi qu'on peut le penser tout d'abord, et elle a pour but, très vraisemblablement, de remettre le poids du corps dans la direction normale, pour qu'il soit réparti régulièrement sur les membres.

OBSERVATIONS.

PREMIÈRE OBSERVATION.

Girard fils a rapporté l'exemple suivant (1) :

« Dans le courant du mois de septembre dernier, on amena à l'Ecole une jument sous poil noir franc, de l'âge de sept ans et de la taille d'un mètre quarante-huit centimètres; cette jument présentait à la réunion du dos avec les lombes, une tumeur dure, insensible, non fluctuante, qui paraissait être le résultat d'une diaviation de la colonne dorso-lombaire.

L'abaissement des parties postérieures, l'obliquité du bassin, en rendant

(1) Voir le *Procès-verbal de la séance publique annuelle, tenue à l'école royale d'économie rurale et vétérinaire d'Alfort*, etc., du 26 octobre 1823, page 17. (NOTA. Dans l'extrait de ce procès-verbal qui a été imprimé dans le *Recueil de médecine vétérinaire*, tome Ier, page 144, le même fait est indiqué comme « un exemple de la déviation congéniale de la colonne dorso-lombaire. »

l'animal très bas du derrière, gênait considérablement l'action des membres abdominaux, ne leur permettait que d'embrasser fort peu de terrain à la fois, rendait leurs mouvements raccourcis et précipités; l'état de maigreur et d'étisie de cette bête, joint à la mauvaise nourriture, la firent succomber au bout de huit jours.

« Comme il n'existe pas un seul exemple de *rachitis* dans les chevaux, on avait été porté à croire que la déviation de la colonne était la suite du ramollissement d'une ou de plusieurs vertèbres; mais l'ouverture du cadavre prouva qu'on s'était trompé. On s'aperçut, en effet, que la courbure apparente à l'extérieur était le résultat de la déviation en haut et légèrement à droite des six dernières vertèbres dorsales, qui, avec le reste de la partie postérieure du rachis, formaient deux angles, dont un, inférieur et le principal, était d'environ 90 degrés; l'autre, latéral, gauche, était très ouvert et moins bien prononcé. Il résulte de cette déviation que le corps des dernières vertèbres dorsales est très rétréci, beaucoup plus élevé que dans l'état naturel et que les deux dernières côtes gauches, ainsi que les quatre dernières du côté droit, sont rapprochées les unes des autres; l'ankylose qui existe entre quelques-unes des vertèbres dorsales et lombaires et entre la dix-huitième côte gauche et le corps de la vertèbre à laquelle elle s'articule sont telles que ces parties devaient nécessairement jouir de très peu de mobilité. On ne remarque, du reste, aucune courbure contre nature dans les os longs, aucun gonflement de leurs extrémités : la déviation du rachis, le volume plus considérable de l'abdomen, l'état de maigreur et de faiblesse générale, surtout des organes digestifs qui sont atrophiés, ont été les principaux caractères de cette maladie. »

DEUXIÈME OBSERVATION

Le fait suivant a été publié sous le titre de : *Observation sur la déviation extraordinaire des vertèbres dorsales et lombaires chez un poulain d'un an, d'une forte constitution*, par M. Ponchy, vétérinaire à Sainte-Honorine (1).

« Le 1er mars 1840, je fus appelé pour donner des soins à un poulain appartenant à M. Duhomme, de Saint-Sylvain. On me dit qu'il était boiteux depuis vingt-quatre heures. On me conduisit, pour l'examiner, dans une cour herbée attenant à la maison; je le trouvai paissant avec appétit; en l'approchant, il chercha à s'éloigner, mais ne put le faire qu'avec la plus grande difficulté. Je fus surpris de sa manière de marcher, qui ressemblait à celle *de la crabe*, c'est-à-dire qu'il allait de côté et tout de travers. L'enco-

(1) *Mémoires de la Société vétérinaire des départements du Calvados et de la Manche*, 1840, XIe année, page 104.

lure et la tête se rapprochaient de l'épaule gauche; les deux extrémités du même côté paraissaient affectées de paralysie, se traînaient sur le sol et n'agissaient que par l'impulsion des extrémités opposées; les reins et le dos formaient absolument l'arc, de manière qu'en mesurant la longueur de la hanche à l'épaule, de chaque côté, le côté gauche présentait en moins une longueur d'environ 25 centimètres. Les côtes de ce côté étaient aplaties et rapprochées les unes des autres; du côté opposé, elles étaient bombées et présentaient un cordon de la grosseur d'environ 3 centimètres qui semblait les lier entre elles et s'étendait du milieu postérieur de l'épaule jusqu'à la région des flancs. Ce cordon, très dur au toucher, n'offrait aucune sensibilité. Les viscères abdominaux paraissaient avoir quitté leur position naturelle pour se porter en totalité du côté droit. Le poulain, d'ailleurs, avait l'apparence d'une bonne santé.

« Le propriétaire et le gardien m'assurèrent que ce petit animal n'avait fait aucune chute; que la veille, lorsqu'ils le trouvèrent boiteux, ils crurent s'apercevoir, dans la soirée, qu'il avait le rein un peu dévié et que, le lendemain, l'ayant trouvé plus mal, ils m'avaient envoyé chercher. Depuis un mois environ, ce poulain était en liberté près de l'habitation et nourri de foin, *de sec* et du peu d'herbe qu'il trouvait dans le pré.

« Traitement. — Le 1er mars, jour où je fus appelé, saignée de 2 kilogrammes à la veine jugulaire; trois frictions pendant la journée, et, le lendemain, avec de l'eau-de-vie camphrée sur les reins, le dos et autour des articulations des extrémités antérieure et postérieure gauches.

« Le 3 mars, nouvelle saignée de 2 kilogrammes; frictions avec un mélange d'eau-de-vie camphrée et d'essence de térébenthine à parties égales dans lequel je fais ajouter une petite quantité d'huile d'olive.

« Le 9, le poulain marche avec un peu moins de difficulté; la colonne vertébrale présente la même déviation; saignée de 1 kilogramme 1/2. Je prescris les mêmes frictions, je fais ajouter seulement un quart de teinture de cantharides.

« Le 20 mars, la marche de l'animal est plus assurée; la courbure du dos et des reins se rapproche de la ligne droite; on continue le même traitement.

« Le 10 avril, amélioration remarquable dans les mouvements de locomotion. La déviation de la colonne vertébrale s'efface de plus en plus.

« Le 22 avril, la région dorsale et lombaire est complètement redressée Depuis ce moment, j'ai revu ce poulain dont la guérison est complète et chez lequel on n'aperçoit aucune trace de sa maladie.

« Ainsi que je l'ai observé, rien n'a pu m'éclairer sur la cause d'une affection dont je craignais les suites; car le redressement complet de cette gibbosité extraordinaire me paraissait, en effet, assez difficile, et cependant il était nécessaire pour utiliser les services de l'animal. Je n'osai faire usage d'aucun appareil; la bonne santé de l'animal, sa gaieté, son appétit, l'état régulier du pouls, qui n'offrit aucune variation pendant la durée de la maladie, me donnèrent l'espoir qu'avec le temps la guérison pourrait s'opérer.

« Mon espoir s'est complètement réalisé. »

TROISIÈME OBSERVATION

Nous avons communiqué le fait suivant à la Société de biologie, dans la séance du samedi 1er décembre 1855, sous le titre de : *Remarquable exemple de déviation de la colonne vertébrale, dans la région dorsale, chez un cheval; autopsie* (1).

« Le lundi 1er août 1853, un cheval hongre, propre au trait, sous poil blanc, âgé de vingt ans et de taille moyenne, fut un des sujets du cours pratique des opérations chirurgicales.

« Ce cheval présentait une déviation de la colonne vertébrale dans la région dorsale.

« A partir du garrot, la tige vertébrale était tordue, suivant sa longueur, de gauche à droite. La région des côtes était convexe du côté gauche; elle était, au contraire, concave du côté droit. Toutes les parties étaient donc tendues du côté gauche par suite du relâchement des muscles; aussi cet animal, qui était excessivement gras, présentait-il beaucoup de plissements cutanés dirigés de haut en bas du côté droit, qui, relativement, était plus court que le côté gauche.

« Pendant la station, les bipèdes latéraux, au lieu d'être parallèles, étaient sur deux plans différents. Le bipède postérieur était évidemment à droite de la ligne du bipède antérieur, aussi la marche était-elle gênée, ainsi qu'on peut facilement le comprendre, *à priori*.

« L'animal entrait assez fréquemment en érection. Dans cet état, le pénis présentait alors une telle déviation dans sa direction, que son extrémité libre était dirigée tout à fait du côté gauche. Ce changement de direction peut être expliqué par le changement même de la direction du bassin relativement à la partie antérieure du tronc.

« Le degré de la déviation a été mesuré, après avoir fait passer successivement d'avant en arrière et d'arrière en avant, une règle en bois, d'une lon-

---

(1) Voir *Comptes rendus* et *Mémoires de la Société de biologie*, 2e série, tome II, année 1855, page 153.

gueur de trois mètres environ, sur le trajet de la colonne vertébrale. Voici les résultats de chacune des expériences :

« 1° La règle, passant entre les deux oreilles, suivant la direction du bord supérieur de l'encolure, et se prolongeant en ligne droite dans la direction du garrot, permettait de voir que, au niveau de l'articulation lombo-sacrée, la colonne vertébrale était déviée à droite de 0m.150.

« 2° La règle, placée sur la ligne médiane dans la région de la croupe et se prolongeant en avant dans la même direction, donnait la mesure de la déviation de la colonne vertébrale ; cette déviation était de 0m.520 du côté droit, au niveau du plan médian entre les deux oreilles.

« Le lendemain, par la dissection de ce cheval, on a constaté ce qui suit :

1° *Du côté gauche.* — Le muscle ilio-spinal, dans sa partie antérieure et dans une étendue de quarante centimètres, était d'une couleur gris-cendré, et avait tout à fait l'aspect des muscles qui ont subi la dégénérescence graisseuse. Des coupes faites dans l'épaisseur de ce muscle et dans toute l'étendue sus-indiquée ont montré que la transformation graisseuse était complète.

« Le muscle *inter-costal commun* présentait les mêmes lésions et dans la même étendue que le muscle ilio-spinal.

« Le muscle *grand dentelé de l'épaule* (costo-sous-scapulaire), vers son extrémité supérieure surtout, et dans une étendue égale à quarante-cinq centimètres, le muscle *transversal des côtes* (costo-sternal) et cinq des muscles *inter-costaux* externes participaient de la même altération.

« A l'extrémité antérieure du muscle transversal des côtes, on a trouvé une petite masse mélanique, du volume d'un petit œuf de pigeon, entourée de graisse et recouverte par le muscle lui-même.

« Les muscles que nous venons d'énumérer étaient sains dans le reste de leur étendue et avaient leur couleur normale.

« Il importe de noter que l'altération des muscles correspondait exactement au point de la colonne vertébrale qui était le siège de la déviation observée pendant la vie de l'animal.

Les nerfs inter-costaux ont été disséqués avec beaucoup de soin ; on a examiné aussi les branches supérieures des paires dorsales, et l'on n'y a rencontré aucune altération ; ces nerfs avaient leur volume et leur couleur ordinaires.

La cinquième côte sternale du côté gauche présentait les traces d'une fracture ancienne ; elles se faisaient remarquer vers la partie moyenne, où existait un cal parfaitement formé.

« 2° *Du côté droit.* — Les muscles, les vaisseaux et les nerfs ont été trouvés parfaitement sains.

« Les côtes étaient très rapprochées les unes des autres, et la paroi thoracique droite était tout à fait déformée par suite du raccourcissement qu'elle avait subi dans le sens antéro-postérieur pour se prêter à la déviation de la colonne vertébrale.

« La colonne vertébrale n'a présenté aucune altération, et lorsqu'elle a été mise complètement à découvert par l'enlèvement des couches musculaires, elle a repris sa direction normale.

« Les enveloppes de la moelle épinière, les racines des nerfs et la moelle épinière elle-même n'ont offert aucune lésion. »

QUATRIÈME OBSERVATION

Un homme faisant profession de montrer des animaux dans les foires, acheta, dans le courant du mois de décembre 1861, un individu de l'espèce chevaline qui présentait une bosse dans la région dorsale.

Cet animal fut présenté à la visite de l'École d'Alfort en janvier 1862; il paraissait assez bien portant, à part sa difformité. On le fit trotter devant nous. Nous remarquâmes que cet animal trottait avec assez de difficulté, et qu'il paraissait prendre quelques précautions pour que ses membres postérieurs ne vinssent pas rencontrer ses membres antérieurs. Ainsi le pied postérieur gauche venait se placer entre les deux membres antérieurs, tandis que le pied postérieur droit venait se placer à droite du membre antérieur du même côté. Néanmoins, il forgeait de temps en temps.

Nous revîmes cet animal au commencement du mois de mars 1862; il nous parut faible; il forgeait souvent au pas, et nous pensâmes qu'il ne vivrait plus longtemps. Le 19 du même mois, notre collègue M. H. Bouley nous apprit que l'animal était mort la veille et qu'on l'apporterait dans notre service le même jour. Nous commençâmes à examiner le cadavre le lendemain, et nous continuâmes les jours suivants.

Signalement. — Jument de race commune, sous poil rouan, âgée de deux ans et demi environ.

A partir du garrot, la ligne médiane, représentée par le sommet des apophyses épineuses des vertèbres dorsales, recouvertes par le ligament susépineux, remonte obliquement de bas en haut et d'avant en arrière jusqu'à la partie la plus saillante de la bosse. Puis, de ce dernier point, la ligne médiane devient oblique de haut en bas et d'avant en arrière, et se rapproche insensiblement de la ligne horizontale.

Outre cette déviation, il faut encore noter que la colonne vertébrale est dirigée de droite à gauche jusqu'au niveau de la bosse, et qu'elle revient ensuite de gauche à droite pour reprendre à peu près et définitivement la ligne normale.

Comme les parties saillantes de la colonne vertébrale et celles qui répondent aux autres parties situées sur la ligne médiane ont leurs poils moins colorés que celles des parties latérales, il ne peut y avoir aucun doute relativement à ce qui a été dit de la direction anormale du rachis, dans sa région dorsale. On comprend dès à présent que l'animal était plus long du côté gauche que du côté droit : on en acquiert la preuve en mesurant la distance comprise entre le coude et la face antérieure du grasset; cette distance est plus grande du côté gauche que du côté droit. Nous reviendrons sur ce point.

La paroi thoracique gauche, à partir du bord postérieur des muscles composant la région olécrânienne, est d'abord oblique en arrière et en dehors, puis elle devient presque plane, jusqu'au niveau de la dernière côte. Entre ces deux parties, qui n'ont pas la même étendue, car la première est plus grande que la seconde, on sent à travers la peau une sorte de corde qui est formée par les côtes, plus rapprochées sans doute les unes des autres en ce point que dans les autres parties de la même paroi.

Du côté droit, la paroi thoracique présente, en procédant d'avant en arrière, la même disposition que du côté gauche, c'est-à-dire une direction oblique en arrière et en dehors, puis il arrive un endroit, en regard de la bosse, où il y a un enfoncement profond, dirigé verticalement et qui, d'une manière insensible, se confond en arrière avec la région du flanc.

A travers la peau, on sent très bien que les côtes sont en quelque sorte enfoncées dans le creux dont il vient d'être question.

Voici diverses mesures que nous avons prises sur le cadavre de cet animal :

1° Longueur du garrot au sol.......................... 1m.444 ;

2° Longueur du sommet de la croupe au sol.................. 1m.529;

3° Une ligne tirée du garrot au sommet de la croupe montre que la bosse fait saillie de 0m.110 au-dessus de cette ligne;

4° Epaisseur du corps de bas en haut, au niveau de la bosse... 0m.680 ;

5° Epaisseur du corps de bas en haut en arrière de la bosse... 0m.470 ;

6° Diamètre transversal du corps au niveau de la dernière côte. 0m.640;

7° Longueur du corps mesurée du bord libre de la lèvre supérieure en regard de l'anus, en suivant le plan médian.................. 2m.420 ;

8° Longueur de l'angle de la fesse à l'angle de l'épaule, en ligne droite.. 1m.210 ;

9° Longueur du coude gauche à la rotule du même côté...... 0m.610 ;

10° Longueur du coude droit à la rotule du même côté........ 0m.510.

Nous nous mîmes ensuite à disséquer le cadavre, dans le but d'en faire un squelette naturel. Les notes que nous avons prises en faisant ce travail ne peuvent pas être exposées ici dans l'ordre où elles ont été recueillies.

En conséquence, exposons d'abord ce qui a trait au squelette.

SQUELETTE — COLONNE VERTÉBRALE

Indépendamment des courbures que décrit la colonne vertébrale dans la région dorso-lombaire, ce qui frappe tout d'abord, c'est que le rachis forme un angle dont le sommet est dirigé du côté gauche et dont l'aire regarde du côté droit. Le sommet de cet angle répond à l'articulation de la 14me avec la 15me vertèbre dorsale. Les côtés de cet angle sont donc formés : en avant, par les quatorze premières vertèbres dorsales, et en arrière, par les quatre dernières vertèbres dorsales et les vertèbres lombaires. C'est au sommet de cet angle que se trouve la partie la plus saillante ou la plus élevée de la portion dorso-lombaire du rachis. Voyons maintenant comment se comportent les vertèbres pour former cet angle.

A partir de la première vertèbre dorsale, les vertèbres se portent graduellement du côté droit, en suivant une ligne ascendante, de bas en haut et d'avant en arrière, jusqu'au niveau de la partie postérieure du corps de la neuvième. Puis la dixième change de direction ; elle se porte de bas en haut et de droite à gauche. Le corps des 11me, 12me et 13me vertèbres dorsales continue cette nouvelle direction oblique, différente de la première, de telle sorte que leur corps se trouve presque perpendiculaire à la direction normale de la ligne médiane. De ce dernier point, c'est-à-dire de la partie postérieure de la 13me vertèbre dorsale, les vertèbres changent graduellement de direction ; elles se dirigent de dehors en dedans et de gauche à droite pour reprendre enfin et définitivement la direction normale au niveau de la 15me vertèbre lombaire.

On comprend quels changements remarquables cette direction anormale de la colonne vertébrale a dû apporter dans les articulations de l'extrémité supérieure des côtes ; mais avant, voyons la disposition du thorax.

Thorax. — Une ligne tirée d'arrière en avant et dans le prolongement exact de la direction de la symphyse ischio-pubienne, vient rencontrer la première côte du côté droit à 5 centimètres au-dessus de son extrémité inférieure. Cette même ligne coupe le sternum, de droite à gauche, au niveau de l'articulation sternale du troisième cartilage de prolongement. Ainsi le sternum est dirigé obliquement d'avant en arrière et de gauche à droite, car son extrémité antérieure est placée à gauche de la ligne médiane du corps. Quant à l'obliquité du sternum, de haut en bas et d'avant en arrière, elle est beaucoup plus prononcée qu'à l'ordinaire.

Paroi thoracique gauche. — L'extrémité supérieure des côtes, à partir de la 1re jusqu'à la 14me inclusivement, décrit une ligne courbe qui va graduellement en s'élevant d'avant en arrière. Pour les quatre dernières côtes, l'extrémité supérieure est à peu près horizontale.

La direction est à peu près normale pour les six dernières côtes, tandis qu'elle est de plus en plus oblique d'arrière en avant pour les douze premières. Il est à noter que la première côte, ordinairement à peu près verticale, a son extrémité inférieure placée à 0m.140 de cette ligne verticale, qui vient passer à 7 centimètres au-dessus de son articulation avec le cartilage de prolongement correspondant.

Considérée d'avant en arrière, la paroi thoracique gauche est concave d'avant en arrière jusqu'à la 14me côte inclusivement, et elle devient ensuite, pour les quatre dernières côtes, ce qu'elle est ordinairement chez un animal bien conformé. Cependant, ces quatre dernières côtes sont plus verticales et ont beaucoup moins de convexité.

Les espaces inter-costaux ne présentent rien de remarquable pour la plupart, mais ceux compris entre la 8me et la 14me côte sont relativement aux autres beaucoup plus étroits, et tous dans le tiers supérieur de leur hauteur ou environ.

Paroi thoracique droite. — La direction générale des côtes est à peu près aussi oblique en avant que pour les côtes du côté gauche.

La convexité de cette paroi thoracique augmente graduellement d'avant en arrière de la 1re à la 10me, puis à partir de celle-ci, et bien que par leur extrémité supérieure les côtes soient ascendantes d'avant en arrière jusqu'à la 14me, puis descendantes de la 14me à la 18me inclusivement, la paroi thoracique décrit une concavité d'avant en arrière dont la partie la plus profonde répond à la 15me et à la 16me côtes.

Les espaces inter-costaux sont réguliers d'avant en arrière jusqu'à la 11me côte, mais ils sont très étroits dans le reste de l'étendue de la paroi thoracique, et tellement étroits que les 16me, 15me, 14me 13me et 12me côtes se touchent presque par leurs bords correspondants dans la partie moyenne de leur longueur.

Le cercle cartilagineux, à peu près régulier d'avant en arrière jusqu'au cartilage de la 12me côte, remonte ensuite brusquement jusqu'au cartilage de la 18me côte, et ces derniers cartilages sont comme tordus sur eux-mêmes suivant leur longueur, courbés de haut en bas, et se touchent par une plus grande étendue qu'à l'ordinaire par leurs bords correspondants.

Articulations vertébro-costales. — Nous examinerons seulement celles de ces articulations qui présentent des particularités notables.

A. *Du côté droit.* — Les articulations des 12me, 13me, 14me, 15me, 16me et

17me côtes sont tellement rapprochées les unes des autres que ces côtes sont en contact par leurs bords correspondants.

B. *Du côté gauche.* — Les articulations vertébro-costales ne présentent rien de semblable à ce qui vient d'être indiqué pour le côté droit, puisque la colonne vertébrale, dans sa direction vicieuse, a sa convexité tournée de ce côté ; aussi l'extrémité supérieure des côtes est écartée de celle des voisines, mais, en raison de la courbure convexe des vertèbres, on remarque que les 14me et 15me côtes, et surtout cette dernière, ont une partie de leur face interne rugueuse, à l'endroit où elles portent sur le corps des vertèbres correspondantes.

Articulations des vertèbres par leur corps. — A part les changements de direction du corps des vertèbres, on ne remarque aucune lésion de leurs articulations, si ce n'est entre la 14me et la 15me. Ici le disque inter-vertébral paraissait être intact sur son contour, mais il avait complètement disparu dans la plus grande partie de son étendue; aussi les surfaces articulaires (la cavité de la 14me et la tête de la 15me vertèbre dorsale) sont polies dans quelques endroits et rugueuses dans d'autres, comme on le remarque dans le cas où les cartilages d'encroûtement ont disparu des surfaces articulaires (éparvin, maladie naviculaire, etc.). Quelques petites végétations osseuses (ostéophytes de quelques auteurs) se font remarquer au voisinage de cette articulation sur le corps des vertèbres. On en remarque aussi, mais de beaucoup plus petites que sur l'articulation précédente, sur celle de la 13me avec la 14me vertèbre dorsale.

Quoi qu'il en soit, il n'y a pas d'augmentation de volume d'aucune des parties des vertèbres.

Les *os des membres* sont tous parfaitement sains.

Les mesures suivantes donneront encore une idée du degré de déviation de la colonne vertébrale et de la diminution du grand axe ou antéro-postérieur de la cavité thoracique :

1° Longueur de la région dorsale mesurée en suivant la partie médiane du corps des vertèbres, de l'extrémité antérieure de la première à l'extrémité postérieure de la 18[me] = 0[m],870.

2° Longueur de la région dorsale mesurée en ligne droite de l'extrémité antérieure de la 1re à l'extrémité postérieure de la 18me. Cette longueur représente en quelque sorte la corde de l'axe formé par la région dorsale elle-même = 0[m].560.

3° Enfin, de l'extrémité supérieure de la 1re côte droite à la partie moyenne de la 10e, qui est la plus saillante de ce côté, la longueur est en ligne droite = 0[m].385, et de ce point à la partie moyenne de la dernière côte, il y a 0[m].182.

Cavité abdominale. — Tous les organes contenus dans cette cavité n'ont présenté aucune particularité. Nous avons mesuré les différentes parties de l'intestin; elles avaient les dimensions suivantes :

Longueur de l'intestin grêle	25m.050
— du cœcum.................................	1m.080
— du gros côlon.................................	3m.300
— du petit côlon et du rectum........................	3m.700
Longueur totale de l'intestin...	33m.130

Ces dimensions en longueur sont celles ordinaires pour un animal de la même hauteur du corps.

Cavité thoracique. — Les poumons étaient refoulés d'arrière en avant; leur surface extérieure était en quelque sorte plissée; tout cela nous a paru la conséquence du moindre diamètre antéro-postérieur de la poitrine.

Aorte postérieure. — Au niveau de l'angle formé par la direction vicieuse des vertèbres dorsales, l'aorte postérieure montait dans cette sorte d'excavation où elle paraissait avoir été entraînée par les artères inter-costales pour suivre les vertèbres. L'aorte postérieure était donc beaucoup plus à gauche et elle était le siège d'un rétrécissement marqué.

Muscles de la face droite de la poitrine. — Le *grand dorsal* et les *deux petits dentelés de la respiration* ne présentent rien d'anormal; cependant il faut noter que les digitations du dernier de ces muscles sont très rapprochées les unes des autres et ont leurs fibres charnues très pâles. Au niveau de la bosse, l'*ilio-spinal* a ses fibres charnues d'une couleur pâle, et il décrit une courbe dont la convexité regarde en bas.

Il en est de même de l'*inter-costal commun* qui, d'abord régulier ou à peu près, décrit une courbe de bas en haut, d'arrière en avant et de dedans en dehors au niveau de la 16me côte.

C'est à ce point qu'est la partie la plus excavée de cet enfoncement dont il a été question lorsque nous avons décrit l'extérieur de l'animal.

Le *transversaire épineux* est aussi en partie décoloré dans le même point. Enfin, il en est de même des muscles *inter-costaux* des 13me, 14me, 15me et 16me espaces inter-costaux.

Les muscles de la face gauche de la poitrine présentent les mêmes altérations et dans les mêmes points que ceux de la face droite. Il faut noter, de plus, que, en raison de la différence de forme de la paroi thoracique, ces muscles n'ont pas la même direction que ceux du côté droit.

Telles sont les diverses notes que nous avons prises en disséquant ce cadavre. Nous n'avons pas examiné le système nerveux parce que nous avions l'intention de conserver le squelette naturel de l'animal. Enfin, nous dirons pour terminer que nous n'avons pas cherché à nous rendre compte des causes de la mort parce que le sujet était en décomposition lorsqu'il fut mis à notre disposition; parce que, dans beaucoup d'endroits, il y avait des épanchements sanguins, des infiltrations séreuses jaunâtres et même des gaz dans le tissu cellulaire. Malgré tout cela et l'odeur infecte du cadavre, nous avons poursuivi l'examen dont nous venons de rendre compte.

Les quelques blessures que nous nous sommes faites en disséquant n'ont eu pour nous aucune suite fâcheuse.

CINQUIÈME OBSERVATION

Chez un ânon à peu près à terme, qui nous a été remis par l'équarrisseur de l'École le 31 janvier 1863, voici ce que nous avons remarqué :

La tête est portée à gauche et a son extrémité inférieure en rapport avec la base de la queue et la partie postérieure de la croupe, du côté gauche.

Dans cet état, l'animal étant couché sur une table et sur le côté gauche, le bord inférieur du sternum est tourné à droite et regarde en haut. Au-dessous du sternum et à droite, on sent les côtes de la paroi thoracique gauche.

Du côté gauche et au-dessous du sternum, on sent un sillon profond qui paraît résulter de l'incurvation de la paroi thoracique gauche. Tout cela est disposé de telle sorte que la tête, le cou et toute la partie de la poitrine correspondant au sternum sont recourbés d'avant en arrière et du côté gauche.

De la nuque à l'anus, il n'y a que 0m.345, c'est-à-dire exactement la longueur de la tête en ligne droite.

On ne sent, par l'exploration, aucune trace des membres antérieurs ni d'un côté ni de l'autre. La dissection a montré, en effet, que l'animal est affecté d'*ectromélie bi-thoracique*. Nous n'examinerons pas ici le sujet au point de vue de la tératologie, mais bien seulement relativement à la déviation du rachis.

Si l'on cherche à mettre le corps dans la ligne normale ou ordinaire, il reste toujours du côté gauche le sillon vertical profond dont il a été parlé précédemment, c'est-à-dire que la paroi thoracique est concave d'avant en arrière, tandis qu'elle est convexe dans le même sens du côté droit.

Hauteur du corps mesurée en ligne droite du sommet de la croupe à la pince de l'un des membres postérieurs = 0m.710.

Longueur de la nuque à l'origine de la queue en ligne droite = 0m.333.

Même mesure prise en suivant la colonne vertébrale qui est concave dans la région du dos = 0m.690.

Nous indiquons seulement ici ces quelques mesures, qui montrent bien la différence que présentait le tronc de l'animal suivant qu'on l'examinait dans la position où il était d'abord ou suivant qu'on l'avait à peu près remis dans sa direction normale.

Squelette. — En faisant le squelette de cet animal, nous avons apporté le plus grand soin à le laisser exactement dans la position où il se trouvait avant que nous eussions enlevé la peau. Ce n'est pas que lors de la dissection il aurait été impossible de lui faire prendre une position moins recourbée, mais il est certain que jamais il n'aurait été possible de donner à la colonne vertébrale et aux côtes la direction qu'elles présentent chez un animal bien conformé.

A première vue, la disposition générale du squelette paraît extrêmement singulière, puisque la partie inférieure de la tête répond à la partie postérieure du tronc ou à l'origine de la queue, mais bientôt on arrive facilement à reconnaître que cette position vicieuse de la tête est due à une direction vicieuse de la colonne vertébrale.

Tête. — La face droite de la tête répond à la partie gauche de la croupe, et réciproquement. Le grand axe de la tête n'est pas tout à fait rectiligne ; il paraît légèrement courbé suivant sa longueur, de telle sorte que la courbure a sa convexité du côté droit et sa concavité du côté gauche. C'est la seule particularité que présente la tête. Cette déviation de la ligne normale du grande axe de la tête se fait aussi remarquer pour la mâchoire inférieure.

Cou. — Il décrit une légère courbure suivant sa longueur ; la convexité est tournée du côté droit, mais elle répond à la face gauche des vertèbres cervicales. Sa direction est oblique de haut en bas, d'arrière en avant et un peu de droite à gauche. Il est bien entendu encore ici que, comme pour la tête, le côté droit regarde à gauche et le côté gauche regarde à droite. Le corps de la dernière vertèbre cervicale est placée au-dessus, à gauche et à quelque distance de l'apophyse épineuse de la première vertèbre lombaire. C'est à partir de ce dernier point (la première vertèbre lombaire) qu'il ne faut pas perdre de vue que la tête du sujet est dirigée en arrière.

Dos. — Il y a dix-huit vertèbres dorsales. C'est sur cette région surtout que porte la déviation. La première vertèbre dorsale est au-dessus, à gauche et à quelque distance de l'apophyse épineuse de la première vertèbre lombaire. De ce point, la ligne se porte d'avant en arrière et de plus en plus à droite de la ligne normale jusqu'au niveau de la cinquième vertèbre dorsale ; de celle-ci en arrière, les vertèbres décrivent une courbe d'arrière en avant, de haut en bas et de gauche à droite, dont la concavité regarde en avant, puis elles reviennent graduellement en arrière. Cette courbure de la région dorsale est telle que la première côte gauche a son extrémité supérieure en regard de la première vertèbre lombaire et que la première côte gauche est en regard de la dernière côte droite, mais elle en est séparée par la dernière vertèbre dorsale.

Cette disposition est la même qu'on obtiendrait s'il était possible de fléchir la partie moyenne du thorax au point de lui faire parcourir un demi-tour de torsion.

Il résulte de cette torsion de la paroi thoracique droite que l'entrée de la poitrine est placée au côté gauche de la région lombaire, tandis que la partie postérieure en est placée au-dessous de la colonne vertébrale et que la paroi thoracique gauche, en quelque sorte repliée sur elle-même, ainsi que nous le dirons bientôt avec plus de détails, est entourée par celle du côté droit.

Les *vertèbres dorsales* présentent à considérer particulièrement leur direction anormale ; et il y a, pour quelques unes d'entre elles, une diminution du volume de leur corps. Nous reviendrons bientôt sur ce point.

Les *apophyses épineuses* ont leur volume normal, excepté pour les 12me et 13me. Dans la 12me, elle a à peu près le double de largeur de celle de la 11me et elle est moins large et plus courte que celle de la 13me.

La direction des apophyses épineuses est aussi plus ou moins contournée de bas en haut, de telle sorte que leur face droite est concave tandis que leur face gauche est convexe : elles sont aussi inclinées de bas en haut et de droite à gauche, de la base vers le sommet.

Les apophyses épineuses des 16me et 17me sont écartées l'une de l'autre ; celle de la 17me est pointue à son sommet, et il y avait entre ces deux vertèbres une mobilité assez grande qu'on ne retrouvait nulle part ailleurs dans la longueur de la colonne vertébrale, et qui, du reste, ne s'y fait pas remarquer ordinairement.

Le *corps* des vertèbres dorsales présente, outre une altération de forme et de volume, une situation anormale qui résulte de la torsion même de la région. En effet, la ligne médiane ou inférieure du corps de ces vertèbres est de plus en plus tournée à droite de la 5me à la 11me, et de moins en moins de celle-ci à la 18e.

On ne saurait concevoir, même dans l'état normal, une incurvation latérale du rachis, soit du côté gauche, soit du côté droit, sans admettre non seulement un changement dans la direction des vertèbres, et particulièrement dans leur corps, mais aussi une modification dans l'épaisseur des disques inter-vertébraux. On sait, en effet, et l'on peut voir sur les pièces anatomiques, que si l'on incline la colonne vertébrale d'un côté, à gauche par exemple, les disques inter-vétébraux diminuent d'une certaine quantité de leur épaisseur de ce même côté par suite de la pression à laquelle ils sont soumis, et que cette diminution de leur épaisseur est d'autant plus grande qu'on examine les disques qui correspondent au point où la courbure rachidienne est le plus marquée.

Il résulte de cette diminution de l'épaisseur des disques inter-vertébraux que le rachis devient plus long d'un côté que de l'autre, et plus court précisément du côté où l'incurvation s'est produite. On comprendra donc que, chez le sujet de cette observation, et en même temps qu'un changement dans la direction normale du corps des vertèbres dorsales, il y avait pour quelques-unes d'entre elles une diminution de l'épaisseur de leur corps, et qu'il se soit produit un rapprochement très notable de plusieurs articulations vertébre-costales. Mais voyons seulement quelles sont celles des vertèbres dorsales qui ont perdu de l'épaisseur de leur corps du côté de la concavité ou de l'incurvation vertébrale elle-même : ce sont les 7me, 8me, 9me, 10me, 11me, 12me et 13me. Il n'est pas possible de faire connaître la différence qu'on observe entre le côté gauche et le droit en la mesurant sur le squelette.

Région lombaire. — Il y a comme à l'ordinaire cinq vertèbres ; elles ne présentent rien de particulier.

Sacrum et coccyx. — Rien de notable.

THORAX. — (a) *Sternum.* — Il est dirigé obliquement de haut en bas et d'arrière en avant, et fortement courbé sur lui-même, d'abord de gauche à droite, puis de droite à gauche.

Son extrémité antérieure est à peu de distance au-dessous de l'angle antérieur externe de l'ilium du côté gauche, tandis que son extrémité postérieure se trouve sur une ligne verticale qui correspond au corps de la 5me vertèbre dorsale.

(b) *Côtes.* — Il y a, comme à l'ordinaire, 36 côtes, 18 de chaque côté, mais elles présentent des différences tellement grandes dans leur direction relativement à ce qu'on observe normalement, que l'on doit examiner chez cet animal chacune des parois thoraciques en particulier.

1° *Paroi thoracique droite.* — Si l'on place le squelette sur la face gauche du tronc, de la 1re à la 6me, les côtes sont situées sur la face gauche du tronc ; elles sont les plus inférieures ; les 7me, 8me et 9me sont postérieures, et les suivantes de la 10me à la 18me inclusivement sont situées sur la face latérale droite du tronc, et elles sont supérieures relativement à celles qui les précédent.

Il est évident que cette paroi est comme tordue sur elle-même de la première à la dernière côte, puisque la première est du côté gauche et la dernière est du côté droit, la colonne vertébrale est entre les deux, et puisque, enfin, la première et la dernière côte de cette même paroi thoracique sont en regard l'une de l'autre;

2° *Paroi thoracique gauche.*— Dans cette paroi, on observe presque tout le contraire de ce qui vient d'être dit pour celle du côté droit. En effet, elle est repliée sur elle-même de telle sorte que les neuf dernières côtes sont repliées sur les neuf premières, par suite du mouvement de torsion que paraît avoir subi le tronc dans sa partie moyenne.

Ce que nous venons de dire est tellement vrai que l'extrémité inférieure de la 18me côte répond à l'extrémité inférieure de la première du même côté.

Ces côtes sont généralement beaucoup moins larges et beaucoup plus rapprochées les unes des autres que celles de la paroi thoracique droite.

Examinée à sa face interne ou intra-thoracique, cette paroi est brisée en deux parties concaves: l'une antérieure, qui répond aux neuf premières côtes; et l'autre postérieure, qui répond aux neuf dernières. La ligne de démarcation entre ces deux parties répond en effet à la face interne de la 9me côte.

La longueur de la paroi thoracique, mesurée à la face interne, vers la partie moyenne de la hauteur des côtes, avec le ruban métrique est :

1° Pour celle du côté droit......... 0m.280

2° Pour celle du côté gauche........ 0m.115

L'ouverture postérieure de la cavité thoracique est oblique de haut en bas, d'arrière en avant et de gauche à droite, absolument comme si l'on avait tordu le tronc dans ce sens.

Bassin. — Il ne présente rien de notable.

Membres postérieurs. — Tous les os sont sains et bien conformés.

Muscles. — Tous les muscles de la colonne vertébrale étaient sains.

Quoique cette observation ait été faite sur un fœtus, et chez un individu monstrueux, nous avons cru devoir lui donner place dans notre Mémoire pour montrer :

1° Que la déviation rachidienne, même portée à un haut degré, peut se faire remarquer avant la naissance ;

2° Que la déviation, dans cette même condition, peut être observée chez des individus appartenant à divers genres de monstruosités.

Ainsi, par exemple, chez ce fœtus qui était ectromèle, et chez les monstres célosomiens.

Nous exposerons bientôt encore un exemple de la même diastase vertébrale que nous avons observé chez un bœuf monstrueux de la famille des polyméliens et du genre notomèle (1).

---

(1) Voir 6e observation.

Or, il sera évident pour tous ceux qui ont étudié la tératologie qu'il n'y a absolument rien de fixe à cet égard. Quoiqu'il en soit, nous ne pouvons ne pas mentionner ici une observation très juste qu'a faite M. Isidore Geoffroy-Saint-Hilaire, c'est « *la coïncidence assez fréquente de la torsion de la colonne vertébrale avec le déplacement herniaire des viscères des deux grandes cavités thoraciques* (1). » Chez le fœtus, sujet de l'observation qui vient d'être rapportée, il y avait une ouverture anormale du diaphragme par laquelle avaient passé plusieurs organes de la cavité abdominale dans la cavité thoracique.

Quant à la direction, les côtes sont de plus en plus obliques de haut en bas et d'avant en arrière de la 1re à la 9me, et au contraire obliques de haut en bas et d'arrière en avant de la 10me à la 18me inclusivement. De la 6me à la 13me inclusivement, toutes les côtes s'incurvent sur le côté correspondant du corps des vertèbres dorsales, et il est très remarquable que ces côtes sont minces, très aplaties de dehors en dedans. De la 8me à la 16me, elles se trouvent en rapport par leurs bords correspondants, et dans une étendue plus ou moins considérable, à partir de leur extrêmité supérieure. La 13me et la 14me sont même soudées par leur extrémité supérieure : elles sont aussi soudées par leurs bords correspondants dans le tiers inférieur de leur longueur. Il en aurait été de même plus tard, très probablement, entre les 13me et 12me, par les mêmes parties et dans le même point.

SIXIÈME OBSERVATION

Chez un bœuf monstrueux, de la famille des polyméliens et du genre notomèle, que nous avons disséqué dans le courant du mois de janvier 1863 et dont le squelette est placé dans le cabinet des collections de l'École vétérinaire d'Alfort, nous avons remarqué une déviation remarquable dans la région dorsale du rachis.

Cet animal (2), âgé de 12 ans environ, portait deux membres parasitaires dans la région dorsale, et avait une colonne vertébrale qui présentait un *spina-bifida*. Nous n'entrerons ici dans aucun détail concernant la monstruosité, attendu que nous en ferons bientôt l'objet d'un travail spécial, mais nous dirons quelles particularités offrait la région dorsale du rachis. Nous ne discuterons pas non plus certaines assertions qui ont été avancées relativement au développent du *spina-bifida*. La discussion relative à cette question sera bien mieux placée dans le travail qui aura trait à la monstruosité elle-même.

---

(1) Au lieu de *thoraciques*, c'est *splanchniques* qu'il faut certainement lire. Voir ouvrage cité, tome Ier, note au bas des pages 407 et 408.

(2) Il faisait partie d'une ménagerie ambulante, et nous n'avons pu avoir sur lui aucun renseignement.

Rachis. — Il se compose du nombre des vertèbres qu'on remarque normalement chez les animaux de l'espèce bovine.

La *région cervicale* ne présente rien de particulier.

La *région dorsale* offre une déviation très remarquable ; elle forme un angle dont le sommet regarde à droite et le sinus à gauche.

A partir de la première, les vertèbres suivantes remontent de bas en haut, d'avant en arrière, et se dirigent à droite jusqu'à la sixième qui forme le sommet de l'angle dont il a été question. Puis, à partir de ce point, c'est-à-dire de la sixième vertèbre dorsale, les vertèbres suivantes se dirigent graduellement de la droite vers la ligne médiane et de haut en bas, de manière à reprendre leur direction normale vers la partie postérieure de la région dorsale.

Il résulte de cette direction vicieuse de la région dorsale que, au niveau du corps de la 6me vertèbre, il y a, au plafond du thorax, un angle ouvert en bas et à gauche.

Cette déviation est telle que le corps des 5me, 6me et 7me vertèbres dorsales est tourné de plus en plus à droite. Cela est surtout remarquable pour le corps de la sixième dont la crête inférieure regarde tout à fait à droite.

Quant au volume, le corps des vertèbres dorsales ne présente rien de particulier.

Articulations des côtes avec les vertèbres dorsales.

1° *Du côté droit.* — Il n'y a de remarquable que les articulations des 5me, 6me et 7me côtes ; elles sont sur un plan plus élevé que celles qui les précèdent et que celles qui les suivent ;

2° *Du côté gauche.* — Le fait qui frappe tout d'abord, c'est le rapprochement des articulations des 4me, 5me, 6me et 7me côtes, rapprochement encore plus grand entre la 5me et la 6me que pour les côtes voisines. Il n'y a rien de particulier pour toutes les autres articulations.

Quant à leur situation, ces articulations suivent les vertèbres dans leur déviation de bas en haut, c'est-à-dire que la cinquième côte est plus élevée que les voisines, mais il faut encore noter que les 5me, 6me et 7me côtes ont leur tête sur la ligne médiane et au plafond de la cavité thoracique, puisqu'elles ont été entraînées en quelque sorte par la déviation du corps des vertèbres correspondantes.

Les articulations de la tête des 4me, 5me, 6me et 7me côtes sont entourées de quelques petites végétations osseuses.

COTES. — 1° *Celles du côté gauche.* — Les 4me, 5me, 6me et 7me sont remarquables par la situation élevée de leur extrémité supérieure relativement à toutes les autres. Tout cela se lie à ce qu'on a vu pour la région dorsale elle-même. En effet, l'élévation est graduelle de la 1re à la 5me inclusivement; elle diminue ensuite de la 5me à la 10me, et la situation devient normale dans les trois dernières.

Dans le tiers supérieur environ de leur longueur, les 4me, 5me et 6me sont beaucoup moins épaisses qu'à l'ordinaire, et il semble, surtout pour la 5me et la 6me, qu'il y ait un changement de rapport dans la largeur des surfaces, car les faces antérieure et postérieure sont beaucoup plus larges que l'externe et que l'interne.

D'où il suit que, au lieu de deux faces et deux bords, ces côtes présentent quatre faces. Ces quatre côtes (les 4me, 5me, 6me et 7me) sont aussi beaucoup plus rapprochées les unes des autres dans le tiers supérieur de leur longueur, et ce rapprochement est surtout beaucoup plus prononcé entre les 5me et 6me que entre les autres;

2° *Celles du côté droit.* — De ce côté, il n'y a de particularités à noter que relativement à l'élévation de l'extrémité supérieure des 5me, 6me et 7me côtes. L'écartement est plus prononcé ou, en d'autres termes, les espaces inter-costaux sont plus larges entre 4me et 5me, 5me et 6me, 6me et 7me que entre toutes les autres côtes composant la même paroi thoracique. La face interne de la cinquième côte est presque en contact avec la face droite du corps de la vertèbre correspondante.

THORAX. — La face thoracique droite est assez fortement convexe d'avant en arrière; la convexité augmente graduellement de la première à la 8me côte; elle devient ensuite régulière et à peu près uniforme jusqu'à la 13me ou dernière inclusivement.

La face gauche est plus régulière. Le thorax est aplati d'avant en arrière jusqu'à la 4me côte, puis il devient convexe jusqu'à la 7me. A partir de cette dernière côte, l'aplatissement devient graduel, et le thorax reprend sa forme régulière dans les quatre dernières côtes.

Cartilages de prolongement des côtes.

Ils ne présentent rien de particulier à noter.

Sternum. — A partir de l'articulation du deuxième cartilage de prolongement, il est courbé sur lui-même, en arc, d'avant en arrière. Il est convexe sur sa face supérieure et concave sur sa face inférieure. La partie moyenne de la courbure répond au cinquième cartilage de prolongement. Il semble que cette courbure du sternum soit la conséquence de la déviation de la région dorsale.

Mesure des angles. — Une règle, passant par le milieu du corps de la première vertèbre dorsale, en avant, et par le milieu du corps de la pre mière vertèbre lombaire, en arrière, permet de bien voir qu'il y a une déviation de la région dorsale, au niveau de la 6ᵐᵉ vertèbre dorsale.

Il y a 0ᵐ.170 de la ligne médiane à la face interne de la 5ᵐᵉ côte du côté droit, et il y a 0ᵐ.080 du même point à la face interne de la 5ᵐᵉ côte du côté gauche.

On ne peut mesurer exactement à quelle distance le sommet de l'angle formé par la déviation vertébrale se trouve placé au-dessus de cette règle.

La région lombaire du rachis, abstraction faite du spina-bifida, ne présente rien de particulier.

Le *bassin* est normal.

Les *os des membres* ne présentaient rien de particulier à noter ni sous le rapport de leur forme, ni sous celui de leur volume et de leur direction.

Muscles. — A la dissection, nous n'avons rencontré aucune décoloration musculaire, ni dans les régions spinales du dos et des lombes, ni dans les régions costales, ni dans les endroits où les côtes étaient très rapprochées les unes des autres, mais partout nous avons rencontré une très grande quantité de graisse.

SPINA-BIFIDA. — Les trois premières apophyses épineuses des vertèbres dorsales sont comme à l'ordinaire. La division commence à partir de la 4ᵐᵉ vertèbre dorsale et s'étend jusqu'à la 4ᵐᵉ vertèbre lombaire, où elle est encore évidente, mais beaucoup moins complète que dans toutes les vertèbres précédentes.

Notons tout de suite que le bord supérieur du ligament sus-épineux s'écarte beaucoup à droite et à gauche, à partir du sommet de l'apophyse épineuse de la 3ᵐᵉ vertèbre dorsale pour suivre dans leur direction anormale toutes les apophyses épineuses situées plus en arrière. Ainsi il y a, à partir de la 3ᵐᵉ vertèbre dorsale, et sur la ligne médiane, un enfoncement profond, de forme triangulaire, à base antérieure et à sommet postérieur.

Le sommet répond, ainsi que nous l'avons déjà dit, à l'apophyse épineuse de la 4ᵐᵉ vertèbre lombaire.

Du côté gauche, les apophyses épineuses sont fortement déjetées de bas en haut et de dedans en dehors, et elles sont plus ou moins écartées les unes des autres; quelques-unes d'entre elles sont soudées par leurs bords correspondants. Ainsi la 4ᵐᵉ est soudée avec la suivante par son bord postérieur et près de son extrémité supérieure; les 5ᵐᵉ, 6ᵐᵉ et 7ᵐᵉ sont soudées dans presque toute leur hauteur, et ne sont libres que par leurs extrémités; la 8ᵐᵉ est tout à fait libre; la 9ᵐᵉ et la 10ᵐᵉ sont soudées dans les deux tiers supérieurs de leur longueur, et la 10ᵐᵉ est encore soudée par son extrémité avec l'extrémité correspondante de la 11ᵐᵉ. Les autres apophyses épineuses sont libres.

Du côté droit, il y a moins de soudures entre les apophyses épineuses que du côté gauche ; voici celle que l'on remarque de ce côté : les apophyses épineuses des 5me et 6me sont soudées dans toute leur longueur ; la 4me est soudée avec la 5me dans le tiers supérieur de sa longueur ; enfin la 8me et la 9me sont aussi soudées, mais dans le tiers supérieur de leur longueur seulement. Toutes les autres apophyses épineuses sont libres.

Dans tous les points où les apophyses épineuses ne sont pas soudées, on retrouve le ligament inter-épineux. Ce ligament est donc pair, puisqu'on le rencontre des deux côtés.

L'excavation comprise entre les apophyses épineuses des vertèbres dorsales, mesurée en travers et à sa base où à sa partie antérieure c'est-à-dire au niveau de la 4me vertèbre dorsale, à 0m.140. Sa longueur, mesurée d'avant en arrière, de l'apophyse épineuse de la 3me vertèbre dorsale à celle de la 4me vertèbre lombaire, est de 0m.550.

Voici ce qu'on remarque dans la profondeur de cette excavation ou fissure vertébrale.

Il y a une très grande quantité de tissu graisseux, et seulement du tissu graisseux.

A partir de la 10me vertèbre dorsale, le canal vertébral est ouvert à sa paroi supérieure jusqu'à la partie antérieure de la 2me vertèbre lombaire. Il faut remarquer cependant que les deux moitiés latérales de l'apophyse épineuse de la 12me vertèbre dorsale s'opposent sur la ligne médiane et ferment le canal vertébral. Dans les 2me, 3me et 4me vertèbres lombaires, il y a une simple division de l'apophyse épineuse au sommet, mais elle est peu profonde et de moins en moins prononcée de la 2me à la 4me.

C'est dans la partie antérieure de la fissure vertébrale, et dans le point correspondant aux apophyses épineuses des 4me et 5me vertèbres dorsales que se trouvent fixés les membres parasitaires. Il y a là quelque chose de particulier à signaler. D'abord c'est que les deux moitiés latérales de l'apophyse épineuse de la 4me vertèbre dorsale s'opposent sur la ligne médiane et forment la limite antérieure d'une cavité arrondie, assez profonde, dans laquelle les membres parasitaires sont maintenus par des ligaments seulement, qui permettent de les faire mouvoir. Les côtés de cette cavité sont formés par chacune des moitiés latérales des apophyses épineuses des 4me, 5me et 6me vertèbres dorsales. Cette cavité qui communique largement en arrière avec l'excavation du spina-bifida est limitée en bas et complétée tout à la fois par une forte lame osseuse. Cette lame osseuse semble se détacher de la face interne de la moitié latérale de l'apophyse épineuse de la 6me vertèbre dorsale qui, en s'incurvant à gauche, vient s'appliquer sur l'apophyse épineuse des 7me et 8me. Du reste cette cavité qui contient l'extrémité supérieure des deux membres parasitaires, quoique assez régulière dans son ensemble, a cependant les parois peu lisses, surtout côté gauche où les os sont rugueux.

Des détails plus étendus sur le spina-bifida seraient, ici superflus; nous y reviendrons dans l'observation de monstruosité que nous nous proposons de publier. C'est à cette occasion que nous discuterons l'assertion qu'a émise M. Bouteiller sur le développement du spina-bifida (1).

SEPTIÈME OBSERVATION

Le vendredi 18 décembre 1863, l'équarrisseur fit remettre dans le service d'anatomie, le *tronc* d'un individu de l'espèce chevaline qu'il avait remarqué à l'abattoir, mais sans nous donner aucun renseignement particulier. Ce tronc était complètement décharné, et il l'avait été avec aussi peu de précaution qu'on en met d'ordinaire, dans les clos d'équarrissage, à faire cette opération. Le sacrum avait été coupé ou cassé en travers entre la 4me et la 5me vertèbre sacrée, les deux dernières côtes du côté gauche avaient été cassées, et il en avait été de même de deux apophyses transverses des vertèbres lombaires du même côté. Quoi qu'il en soit, ce tronc qui offre une déviation très remarquable de la colonne vertébrale, dans la région dorso-lombaire, nous a paru offrir de l'intérêt, et nous en avons fait le squelette naturel dans le but de le placer dans le cabinet des collections de l'École.

L'état des dents incisives permet de dire que l'animal était âgé d'environ deux ans.

Examen du squelette. — La *tête* et la *région cervicale du rachis* ne présentent rien à noter.

Région dorsale. — Les vertèbres dorsales se dirigent obliquement de bas en haut et d'avant en arrière, de la 1re à la 14me, et de haut en bas et d'avant en arrière de la 14me à la 18me inclusivement.

---

(1) M. Bouteiller a observé une vache notomèle dont la colonne vertébrale présentait un spina-bifida, et il en a donné la description à la Société anatomique de Paris. Nous avons complété la dissection de la pièce anatomique, et nous avons publié dans les comptes rendus de cette Société le résultat de l'examen que nous en avons fait relativement à la détermination des membres parasitaires. M. Bouteiller a fait faire un tirage à part de sa communication et de la nôtre sous le titre de *Variété nouvelle de monstre double parasitaire, famille de Polyméliens, genre Notomèle* (Is. Geoffroy St-Hilaire). *Description et considérations tératologiques, par M. le Dr Jules Bouteiller fils, considérations sur ce fait par Armand Goubaux.* Paris. — Librairie de Victor Masson, 1857.

NOTA. — Chez cette vache, il y avait une déviation latérale de la région dorsale du rachis.

Indépendamment de cette courbure de bas en haut (cyphose), il y en a une autre dans le sens latéral (scoliose), d'abord de droite à gauche, puis de gauche à droite.

La première courbure latérale s'étend d'avant en arrière, de la 9me à la 14me, et la seconde de la 14me vertèbre dorsale à la 2me vertèbre lombaire.

De cette double déviation de la région dorsale résulte la formation d'un angle dont le sommet est en haut et du côté gauche, tandis que les côtés de cet angle limitent le sinus qui regarde du côté droit.

En appliquant une longue règle, d'une part sur le plancher du bassin et d'autre part sur le milieu de la face inférieure du corps de la 1re vertèbre dorsale, on voit que, entre cette règle et le sommet de l'angle de la déviation, il y a, en ligne droite, une distance de 0^{m}.145.

Il résulte encore de cette déviation des vertèbres dorsales que, à partir du moment où s'opère la déviation latérale, le corps des vertèbres s'incline de plus en plus ; la crête médiane devient oblique relativement à la ligne médiane, regarde tout à fait du côté gauche dans les 13me, 14me et 15me, puis redevient oblique peu à peu jusqu'à ce que, enfin, elle reprend sa situation et sa direction normales dans les quatre dernières vertèbres lombaires.

Le *corps des vertèbres* dorsales, même celui des vertèbres qui sont le plus déviées, ne présente rien de particulier à noter sous le rapport de son volume.

Les *disques inter-vertébraux*, examinés sur leur contour, paraissent sains.

Les *apophyses épineuses* ont leur direction normale pour les neuf premières vertèbres dorsales. Elles sont inclinées à droite, de la base vers le sommet, de la 10me à la 14me inclusivement, et de moins en moins de celle de la 15me à celle de la 2me vertèbre lombaire.

Les *ligaments* inter-épineux et sus-épineux dorso-lombaire n'offrent rien de particulier.

Région lombaire. — Ainsi que nous l'avons déjà dit, les deux premières vertèbres lombaires sont dirigées obliquement de haut en bas, d'avant en arrière et de gauche à droite. Les autres décrivent dans leur ensemble et par leur partie inférieure une courbe légère, d'avant en arrière, à concavité inférieure.

Les apophyses épineuses ne présentent rien de remarquable.

Du côté droit, les apophyses transverses sont très écartées les unes des autres, mais à peu près régulièrement (excepté les 5me et 6me qui s'articulent entre elles comme à l'ordinaire). Il n'en est pas de même du côté gauche, où l'on observe que les deux premières sont très rapprochées l'une de l'autre ; que la 3me est écartée de la 2me et de la 4me, et que les trois dernières sont très rapprochées les unes des autres (les deux dernières s'articulent entre elles comme à l'ordinaire). Il est aussi à remarquer que les deux premières apophyses transverses de ce même côté, au lieu d'être horizontales sont obliques de bas en haut, de leur extrémité interne vers leur extrémité externe, ce qui tient très certainement à la direction vicieuse du corps de ces vertèbres, qui participe à la déviation de la partie postérieure du dos.

Région costale gauche. — Les articulations vertébro-costales sont placées sur une ligne courbe ascendante d'avant en arrière et de la 1re à la 14me inclusivement.

Les quatre dernières descendent graduellement en arrière.

La 1re côte est oblique de haut en bas et d'arrière en avant ; les autres le sont aussi, mais moins ; puis les côtes reprennent leur direction à peu près normale. Il faut noter cependant que les 10me, 11me, 12me, 13me, 14me, 15me et 16me sont beaucoup plus rectilignes que chez le cheval bien conformé. Quant aux dernières (la 17me et la 18me), elles ont leur direction normale. Les côtes qui ont une direction presque rectiligne sont très certainement plus étroites et plus grêles que dans les conditions ordinaires.

A cinq centimètres au-dessous de son extrémité supérieure, la 18me côte porte un cal et une fausse articulation qui sont les résultats d'une fracture ancienne.

Les espaces inter-costaux sont moins grands entre les 8me et 9me, 10me et 11me, 12me et 13me côtes que entre toutes les autres. Entre la 16me et la 17me, l'espace inter-costal est certainement plus grand que tous les autres.

Les 12me, 13me et 14me côtes, mais la 13me surtout, ont une partie de leur face interne en rapport avec le corps des vertèbres correspondantes, par suite de la direction vicieuse de la région dorsale.

Les *cartilages de prolongement des côtes* ne présentent absolument rien de notable.

Région costale droite. — La situation des articulations vertébro-costales est sur une ligne oblique de bas en haut et d'avant en arrière, de la 1re à la 14me inclusivement, et sur une ligne oblique de haut en bas et d'avant en arrière de la 14me à la 18me inclusivement.

Les premières côtes sont obliques comme celles du côté gauche, mais elles s'écartent progressivement de la ligne médiane de la 1re à la 10me, tandis que, de celle-ci à la 18me, la paroi thoracique décrit une concavité d'avant en arrière dont la 14me occupe la partie la plus profonde.

Les 11me, 12me, 13me, 14me et 15me côtes sont certainement plus étroites d'avant en arrière qu'elles ne sont chez un animal bien conformé.

Une ligne horizontale menée en travers de la région dorsale fait constater que l'articulation de la 13me côte du côté gauche est à 0m.002 au-dessous de cette ligne, tandis que la même articulation du côté droit est à 0m.090 au-dessous de cette même ligne.

En effet, du côté gauche, cette articulation est presque au niveau du sommet de l'apophyse épineuse de la vertèbre dorsale correspondante.

Les espaces inter-costaux compris entre les 11me et 16me côtes sont plus étroits que les autres, surtout vers leur extrémité supérieure.

Ce rapprochement des côtes est la conséquence de l'incurvation vertébrale.

L'extrémité supérieure des 12me, 13me, 14me et 15me côtes occupe le plafond de la cavité thoracique, toujours par suite de l'incurvation vertébrale du côté gauche.

Les *cartilages de prolongement des côtes* ne présentent rien de notable.

Sternum. — Il est très oblique de haut en bas et d'avant en arrière. De plus il est très légèrement courbé en arc et sa concavité regarde à droite, tandis que sa convexité regarde à gauche.

L'entrée du thorax a son grand diamètre dirigé un peu obliquement de haut en bas et de droit à gauche.

Bassin. — Rien à noter.

Nous avons pris encore quelques mesures qui compléteront ce que nous avons dit relativement à la déviation de la colonne vertébrale de ce sujet :

1° En suivant le corps des vertèbres dorsales, sur le milieu de la face inférieure et avec le ruban métrique, on voit que la longueur du dos est de 0m.780 ;

2° En ligne droite, de l'extrémité antérieure de la 1re vertèbre dorsale à la partie antérieure de la 1re vertèbre lombaire, et du côté de la face inférieure du corps, la distance est de 0m.610 ;

3° Une ligne droite menée perpendiculairement au grand axe du thorax, vers la partie moyenne de la hauteur des côtes, et passant dans le 14me espace inter-costal du côté droit, traverse le 12me espace inter-costal du côté gauche ;

4° En mesurant la distance comprise entre le plan médian et la face interne de la 14me côte, vers la partie moyenne de sa hauteur, on trouve qu'elle est :

A gauche, de 0m.220
A droite, de 0m.140

D'où il suit que l'aplatissement du thorax est beaucoup plus grand (à cet endroit) du côté droit que du côté gauche.

Dans les quelques considérations qui précèdent nos observations sur la scoliose, nous avons dit :

1° Que la direction de cette diastase vertébrale peut varier suivant le sujet, c'est-à-dire qu'on peut l'observer soit du côté droit, soit du côté gauche ;

2° Qu'elle n'est pas toujours simple, c'est-à-dire qu'elle est quelquefois accompagnée de cyphose ;

3° Qu'elle se fait remarquer particulièrement dans la région dorsale ;

4° Que relativement à l'époque de son développement, elle est congénitale ou acquise.

5° Enfin que, relativement à ses causes, elle peut être due à un défaut d'action des muscles extenseurs de la colonne vertébrale, soit d'un côté, soit de l'autre, ou enfin à une maladie que nous ne pouvions préciser.

Il importe de revenir et de donner quelques détails sur les deux dernières propositions, qui sont, jusqu'à un certain point, solidaires l'une de l'autre.

Deux faits (le 2me et le 3me de ceux que nous avons rapportés) prouvent que, sous l'influence d'une cause qu'il ne nous est pas possible d'apprécier, les muscles extenseurs de l'un des côtés de la colonne vertébrale cessent d'agir, alors que ceux du côté opposé continuent seuls à se contracter, et que, du défaut d'action de ces muscles résulte la déviation latérale de la colonne dorso-lombaire. Ces deux faits ne laissent aucun doute à cet égard. Chez le premier de ces animaux, la déviation n'a été que temporaire et l'animal a guéri. Chez le second, la déviation a été définitive, et nous avons vu, par les lésions qui ont été constatées à l'autopsie (la transformation fibreuse de l'ilio spinal, de l'inter-costal commun, des inter-costaux et du transversaire épineux), que cette déviation était incurable.

A priori, il est possible de se faire une idée exacte de l'importance de cette déviation rachidienne. En effet, l'animal est plus court d'un côté que de l'autre ; la distance comprise entre le coude et le grasset est plus courte du côté où les muscles agissent encore que du côté où ils n'agissent plus ; les côtes sont très rapprochées les unes des autres d'un côté, tandis qu'elles sont très écartées les unes des autres du côté opposé. Ce raccourcissement de la colonne vertébrale entraîne donc une diminution de la capacité de la cavité thoracique, ou tout au moins de l'une de ses moitiés latérales, celle du côté opposé à la lésion des muscles. On a vu aussi la conséquence de cette déviation sur la station et sur la marche des animaux.

Ce sont là les points principaux qui devaient être mis davantage en relief, et sur lesquels il nous paraît cependant inutile d'insister plus longuement.

Dans tous les autres faits que nous avons rapportés, la déviation était congénitale. Nous avons indiqué pour chacun des sujets le degré et l'étendue de la déviation, les lésions particulières de la colonne vertébrale et des parois thoraciques; il n'y a plus qu'un point à examiner, à savoir quelle est la maladie qui occasionne cette diastase rachidienne.

Tous les animaux que nous avons disséqués avaient les os des membres parfaitement sains : leur volume, leur direction, leur longueur, leur aspect ne présentaient absolument aucune différence de ceux de l'état normal. Ce premier fait est fort important à relever, car il nous permet immédiatement d'écarter le *Rachitisme*, comme étant la cause, chez ces animaux, de la déviation vertébrale.

Que le rachitisme soit la cause de cette déviation dans quelques cas, nous ne le nions pas, puisque M. Lafosse en a cité des exemples pour le porc et pour la panthère. Mais nous répétons que cette maladie n'est pas celle qui a occasionné la déviation chez aucun des sujets dont nous avons rapporté l'histoire, et même chez le sujet de l'observation publiée par Girard fils (Voir la première observation de scoliose), attendu que les os des membres ne présentaient absolument aucune des lésions qu'y laisse ordinairement cette maladie.

Notre opinion est basée principalement sur les faits observés par M. Jules Guérin (1) et dont il a résumé les résultats ainsi qu'il suit :

« 1° Le Rachitisme est exclusivement une maladie de l'enfance;

« 2° Le Rachitisme offre une période d'incubation caractérisée par des symptômes généraux qui n'appartiennent pas encore à l'affection du tissu osseux;

« 3° Le Rachitisme, considéré dans ses effets sur le tissu osseux, est une maladie générale de tout le squelette, mais qui se manifeste à différents degrés et sous différentes formes dans chacune de ses portions;

« 4° Les déformations rachitiques du squelette procèdent successivement de bas en haut, des os de la jambe aux os de la cuisse, de ceux-ci aux os du bassin, des os du bassin à ceux des membres supérieurs et du thorax, et finalement à la colonne et au crâne;

« 5° Le degré de déformation est en rapport avec leur ordre de développement : la déformation d'une portion du squelette, implique toujours celle des autres portions situées au-dessous;

« 6° Le Rachitisme, considéré dans le développement et la série de ses phénomènes, offre des périodes distinctes pendant lesquelles la maladie change plus ou moins d'aspect et de caractère. »

Ainsi, aucun fait, au moins de ceux que nous avons rapportés, n'appar-

---

(1) *Mémoire sur les caractères généraux du Rachitisme. Sixième Mémoire sur es difformités du système osseux.* — 2e Édition, Paris, 1841. Voir page 10.

tient au Rachitisme, mais tous nous paraissent appartenir à d'autres maladies et très probablement à l'affection tuberculeuse des os ou aux différentes espèces d'ostéomalacie. Nous disons très probablement, car nous n'avons pas été à même de voir les symptômes que présentaient les animaux, de suivre la marche de la maladie, et de constater les lésions de cette maladie à des époques plus ou moins rapprochées de son invasion ou de son début : les animaux que nous avons observés étaient des animaux guéris, et dont les os de la colonne vertébrale étaient plus ou moins déformés par suite de la courbure anormale dont cette colonne était le siège.

Ce sont là les points encore obscurs de la question, sur lesquels l'attention des observateurs devra se porter particulièrement.

L'histoire des difformités de la colonne vertébrale de nos animaux domestiques n'était pas même encore ébauchée, aussi nous serons satisfait si les observations que nous avons faites peuvent servir un jour à la rendre complète.

Arm. Goubaux.

APPENDICE

A la suite du Mémoire sur les déviations de la colonne vertébrale, nous croyons devoir ajouter une observation que nous avons communiquée à la *Société Impériale et Centrale de Médecine Vétérinaire* dans la séance du 22 Avril 1858, et qui a été insérée dans le *Recueil de Médecine Vétérinaire* (Tome 35e ou 5e de la 4e série. Année 1858, page 758). Sous le titre de : *Description anatomique d'un chien bossu. — Réflexions sur les lésions que présente le squelette de cet animal.* Cette observation ne pouvait entrer dans aucune des divisions du travail précédent.

Le vendredi 2 mars 1855, on m'apporta, au cabinet d'anatomie de l'École Impériale Vétérinaire d'Alfort, le cadavre d'un chien, et l'on me donna pour renseignements que, dans le quartier où avait vécu cet animal, on le connaissait sous le nom de *chien-singe*, à cause de la singularité de sa marche, qui était très difficile. Les membres antérieurs paraissaient être plus longs que les postérieurs, et tous avoir trop de longueur relativement à celle du corps.

Ce chien était d'une race croisée ; ses formes pouvaient le faire rapporter au King's Charles et au braque. Sa robe était noire, marquée de feu en plusieurs endroits. Il était âgé d'environ quatre ans.

L'examen du cadavre a justifié à peu près complètement les renseignements relatés plus haut. Voici quelles en étaient les dimensions :

Hauteur du garrot..................	0m.490
Longueur du bout du nez à l'anus.....	0m.540
Hauteur à la croupe................	0m.470

La hauteur du corps mesurée au garrot est à la : 1 : 1,102.

Ce chien pesait 8 kilogr. 800 grammes.

La comparaison de ces dimensions à celles d'autres chiens bien conformés ne sera pas sans quelque utilité pour bien faire voir les différences que le sujet de cette observation présente sous ce rapport.

Nos D'ORDRE	RACE	HAUTEUR du corps.	LONGUEUR du corps.	RAPPORT entre la hauteur et la longueur du corps.	OBSERVATIONS
1	Loup...........	0m,470	0m,720	:: 1 : 1,5319	La hauteur du corps a été mesurée avec une tige métrique. La longueur du corps a été mesurée avec le ruban métrique, en suivant la face supérieure du tronc, depuis le bout du nez jusqu'à l'origine.
2	Épagneul........	0m,490	0m,900	:: 1 : 1,8317	
3	Basset à pattes torses..	0m,430	0m,920	:: 1 : 2,1395	
4	id.	0m,350	0m,820	:: 1 : 2,3428	
5	Griffon..........	0m,380	0m,670	:: 1 : 1 7631	
6	Terre-neuve.....	0m,612	1m,150	:: 1 : ,8790	
7	id.	0m,592	1m,030	:: 1 : 1,7567	
8	Braque.........	0m,517	0m,850	:: 1 : 1,6441	
9	id.	0m,599	1m,120	:: 1 : 1,8697	
10	De bouvier......	0m,594	1m,070	:: 1 : 1,8013	
11	Levrier	0m,376	0m,660	:: 1 : 1,7553	
12	King's Charles...	0m,354	0m,650	:: 1 : 1,7857	

J'aurais pu multiplier encore ces chiffres, parce que j'ai tenu compte de la hauteur et de la longueur du corps en faisant des recherches dans une autre direction chez un assez grand nombre d'individus de l'espèce canine; mais ceux qui viennent d'être rapportés suffisent pour démontrer qu'il y a chez le sujet de cette observation, un défaut de rapport entre la hauteur et la longueur des corps; que, en d'autres termes, les membres sont relativement trop longs, ou la colonne vertébrale trop courte, et qu'il devait en résulter nécessairement une grande difficulté pour la marche. Pour le démontrer d'une manière plus évidente, je résume ces chiffres et j'établis ensuite une compa-

4

raison entre les dimensions du sujet de l'observation et celles des douze animaux dont je viens de parler.

La hauteur moyenne de ces douze chiens est de 0m,481.

La longueur moyenne de ces douze chiens est de 0m,880.

Le rapport entre la hauteur et la longueur du corps est chez le sujet de cette observation :: 1 : 1,102.

Le rapport moyen entre la hauteur et la longueur du corps est pour les douze chiens :: 1 : 1,828.

A l'autopsie de cet animal, j'ai constaté que les organes de la cavité thoracique et ceux de la cavité abdominale étaient sains. Je me suis occupé immédiatement à transformer ce cadavre en squelette. J'ai enlevé rapidement les muscles, qui ne m'ont présenté aucune lésion, mais il est ensuite devenu évident pour moi qu'il y avait des parcularités curieuses à noter dans leur distribution : on pourra s'en rendre compte par l'examen du squelette.

EXAMEN DU SQUELETTE NATUREL DE CE CHIEN

A. ***Membres.*** — Les membres ne présentent rien de particulier.

B. ***Tronc.*** — 1° ***Tête.*** Rien de notable;

2° ***Rachis.***

a. *Région cervicale.* — On retrouve les sept vertèbres qui forment la base de cette région, mais elles sont, pour la plupart, tellement modifiées dans leurs formes et dans leurs dimensions, qu'il est indispensable d'en faire un examen complet et minutieux.

L'atlas et l'axis présentent peu de modifications. Il n'en est pas de même pour les cinq dernières vertèbres; aussi j'en examinerai successivement la face inférieure, la face supérieure et chacune des faces latérales.

Face inférieure. — Depuis l'extrémité postérieure de l'axis jusqu'à l'extrémité antérieure de la première vertèbre dorsale, on ne trouve que quatre articulations intervertébrales, au lieu de six qui devraient exister. Chacune de ces articulations porte des traces anciennes de maladies, et l'on remarque même encore un peu de gonflement au niveau de la première et de la deuxième. Cependant, notons, une fois pour toutes et pour n'avoir plus à y revenir, que les os sont durs et paraissent avoir leur structure normale. Ce gonflement est analogue à celui qu'on remarque autour des articulations intervertébrales des chevaux lorsque le rachis a eu de fortes pressions à supporter. De plus, dans la deuxième articulation, l'ossification est complète du côté gauche, tandis que du côté droit on voit encore le disque intervertébral.

La troisième articulation est irrégulière; elle est oblique d'avant en arrière et de gauche à droite; le disque intervertébral est intact. L'irrégularité qu'elle présente dans sa direction est due à ce que la cinquième vertèbre a presque complètement disparu.

Il résulte de ce qui vient d'être exposé que la quatrième vertèbre s'articule à la fois avec une partie de la cinquième et avec une partie de la sixième et de la septième vertèbres cervicales par son extrémité postérieure. Le peu qui reste du corps ou de la partie inférieure de la cinquième vertèbre cervicale est situé tout à fait du côté gauche et est soudé, par son extrémité postérieure, à l'extrémité correspondante et au côté gauche de la sixième.

La quatrième articulation est plus compliquée que les précédentes; c'est celle qui correspond, ainsi que je l'ai dit plus haut, à la première vertèbre dorsale. On peut la diviser en deux parties : l'une du côté gauche et l'autre du côté droit.

La moitié de l'articulation du côté droit paraît appartenir à l'extrémité postérieure de la septième vertèbre cervicale. Du côté gauche, au contraire, il y a un noyau osseux placé entre la première vertèbre dorsale d'une part et l'extrémité de la sixième vertèbre cervicale d'autre part. D'après cette disposition, il est évident que l'articulation est simple du côté droit, tandis qu'elle est double du côté gauche.

Face supérieure. — A partir de la troisième vertèbre cervicale jusqu'à la dernière inclusivement, on est frappé des petites dimensions que présente la portion annulaire. Ces vertèbres sont à peu près distinctes les unes des autres jusqu'à la cinquième inclusivement; cependant il y a quelques soudures entre elles, et, en particulier, de la troisième avec la quatrième du côté gauche, de la quatrième avec la cinquième du même côté, de la cinquième avec la sixième dans toute son étendue et par une partie seulement de l'apophyse épineuse.

Face droite. — Au delà de l'axis, les apophyses transverses qu'on remarque de ce côté sont au nombre de quatre seulement. Leur forme est très différente de l'ordinaire. Les deux premières, qui appartiennent, l'une à l'axis et l'autre à la troisième vertèbre, sont prismatiques, obliques en arrière et en bas et terminées par une pointe mousse. La troisième apophyse transverse est plus volumineuse que les deux précédentes, mamelonnée, concave de haut en bas et d'avant en arrière à son extrémité libre; elle ne présente aucun des caractères normaux des apophyses transverses des vertèbres cervicales du chien et appartient à la quatrième. Il est probable qu'elle est aujourd'hui le résultat de la fusion de pièces qui, primitivement, étaient distinctes les unes des autres.

La quatrième apophyse transverse appartient à la septième vertèbre cervicale; elle est petite et ne présente rien de particulier.

Les *trous trachéliens* n'existent plus dans les sixième, cinquième, quatrième et troisième vertèbres. On trouve cette perforation dans la deuxième ou dans l'axis.

Les *trous de conjugaison* compris entre l'axis et la septième vertèbre ne sont qu'au nombre de deux au lieu de cinq. Le premier est placé entre les deuxième, troisième et quatrième vertèbres, parce que la partie latérale de la troisième manque complètement. Le second s'étend de l'extrémité postérieure de la quatrième vertèbre jusqu'à l'extrémité antérieure de la septième parce que la partie latérale de la cinquième et de la sixième manque aussi complètement.

Face gauche. — Sur cette face, à partir de l'axis jusqu'à la première vertèbre dorsale, on compte six apophyses transverses. Celle de l'axis est un peu plus petite que celle du côté droit; celle de la troisième est plus large, mais moins longue que celle du côté opposé; celle de la quatrième vertèbre tait représentée par une pointe osseuse maintenue par des fibres ligamenteuses, mais cette apophyse a été détachée en faisant le squelette et a été ensuite perdue; celle de la cinquième est aussi moins considérable et d'une forme plus simple que celle du côté opposé; celle de la sixième est bicuspide et diffère beaucoup, par conséquent, de la forme que présente ordinairement cette apophyse; enfin, celle de la septième est une petite tige osseuse, de forme irrégulièrement conique, qui est attachée par sa base au moyen de fibres ligamenteuses.

Les *trous de conjugaison* sont en nombre normal.

Le *trou trachélien* se fait seulement remarquer dans la sixième vertèbre; il manque dans les cinquième, quatrième, troisième et deuxième.

b. *Région dorsale.* — Lorsqu'on compte les apophyses épineuses, on trouve que cette région a pour base onze vertèbres.

Ces apophyses présentent beaucoup d'irrégularité dans leur volume, dans leur situation, etc.

La quatrième est mince; les cinquième, sixième et septième sont amincies et comme étranglées dans leur partie moyenne.

La cinquième est placée à gauche de la sixième, et elles sont soudées par leurs faces correspondantes dans presque toute leur longueur. La première et la deuxième sont soudées par leurs bords correspondants dans la moitié inférieure de leur longueur. L'écartement qu'elles laissent entre elles est plus ou moins considérable, mais il est beaucoup plus grand entre les troisième et quatrième, la quatrième et les cinquième et sixième (ces deux dernières sont soudées, ainsi qu'on l'a vu plus haut), la sixième et la septième qu'entre toutes les autres.

La face supérieure de la région dorsale ne présente rien autre chose de particulier.

Les faces latérales ne présentent à noter que ce qui suit : la dernière vertèbre porte, du côté droit, une éminence d'insertion détachée de l'apophyse articulaire antérieure, tandis que la même disposition se fait remarquer du côté gauche sur les deux dernières vertèbres.

La face inférieure offre une disposition très compliquée ; elle est courbée alternativement de gauche à droite et de droite à gauche, suivant la longueur. On y trouve des pièces qui ont des formes très irrégulières et des dimensions très variées. Il en est plusieurs qui s'articulent, non seulement par chacune de leurs extrémités, mais encore par leurs faces latérales ; il en résulte qu'il y a des articulations dont les surfaces articulaires sont dirigées d'avant en arrière et presque parallèlement à la ligne médiane, tandis que les autres sont transversales.

Si l'on compte les différentes pièces osseuses qui répondent à la face inférieure de la région dorsale, on trouve qu'elles sont au nombre de treize (i y a treize vertèbres dorsales chez le chien). Presque toutes ces pièces sont irrégulières ; la deuxième est la seule qui présente son volume et sa forme ordinaires.

Nous renonçons à faire un examen plus complet de ces noyaux osseux qui répondent au corps ou à la partie inférieure des vertèbres, examen qui, du reste, serait à peu près inutile, et nous résumerons seulement les choses principales que présente cette région.

Si l'on compare le nombre des pièces inférieures des vertèbres (le corps) à celui des apophyses épineuses, il est évident que le premier est de treize (nombre normal), et le second de onze ; d'où il suit qu'il y a deux apophyses épineuses de moins que de corps. Enfin, si l'on trouve un nombre normal du côté du corps, ce nombre n'est plus en rapport avec celui des côtes, car on en compte neuf d'un côté (à gauche) et dix du côté opposé (à droite).

c. *Région lombaire.* — Nous examinerons cette région comme les précédentes, en la divisant en quatre faces.

Sur la *face inférieure*, on compte quatre articulations inter-vertébrales, qui sont plus ou moins irrégulières. De plus, on voit la trace d'autres articulations qui ont disparu. Celles qui sont bien visibles appartiennent :

La première, à la première et à la deuxième vertèbre. La deuxième, à la partie postérieure de la deuxième et de la troisième et à la partie antérieure de la troisième et de la quatrième.

De cette deuxième articulation inter-vertébrale procède une autre articulation qui, au lieu d'être dirigée transversalement, est un peu oblique d'avant en arrière et de droite à gauche; elle est située presque sur la ligne médiane et appartient, à gauche, à la quatrième et à la cinquième, et à droite, à la troisième et à la quatrième.

Elle est bordée, en dehors et du côté droit, par une tumeur osseuse assez volumineuse qui se prolonge un peu à la face inférieure du corps de la vertèbre suivante.

La troisième, dirigée transversalement comme les deux premières, est placée entre la quatrième et la cinquième vertèbres du côté gauche et entre la cinquième et la sixième du côté droit.

Enfin, la quatrième ou articulation lombo-sacrée, simple du côté droit, est double du côté gauche. Du côté droit encore, il y a une articulation entre l'apophyse transverse de la dernière vertèbre lombaire (la sixième) avec la partie correspondante du sacrum, de la même manière que chez le cheval. Du côté gauche, l'articulation est double, ainsi qu'on l'a dit plus haut; elle a lieu entre la sixième et la septième vertèbre d'abord, puis entre la septième et le sacrum. Cette dernière vertèbre (la septième) a presque complètement disparu dans sa portion inférieure.

Sur la *face latérale gauche*, on compte sept apophyses transverses dont la direction est presque horizontale et transversale. La troisième, la quatrième et la cinquième ont à peu près leur direction normale. Elles sont généralement peu développées. Les apophyses articulaires sont soudées entre la deuxième et la troisième, et entre les troisième, quatrième et cinquième qui se sont confondues. Les plus antérieures et les plus postérieures sont articulées par contiguïté, comme à l'ordinaire. Les trous de conjugaison sont au nombre de six.

Sur la *face latérale droite*, on ne compte que six apophyses transversales; elles sont plus régulières que celles du côté opposé sous le rapport de la forme, du volume et de la direction. La première porte *prolongement costiforme* qui y est attaché par des fibres ligamenteuses.

Les trous de conjugaison sont au nombre de cinq, ils sont plus réguliers que ceux du côté opposé sous le rapport de leurs dimensions. Les apophyses articulaires sont soudées entre la quatrième et la cinquième vertèbre.

Sur *la face supérieure*, on compte huit apophyses épineuses. Les quatre premières, dont la forme et les dimensions sont normales, sont soudées par leurs bases. La cinquième et la sixième sont très petites, mais distinctes l'une de l'autre. Enfin les deux dernières ne sont pas plus développées que celles du sacrum dans l'état normal.

La *direction* de cette région est vicieuse, car elle décrit une courbure à concavité inférieure et à convexité supérieure; de plus, elle décrit une courbure en S d'avant en arrière, mais cette dernière est moins prononcée que la première.

Plusieurs vertèbres ont subi des modifications dans leur volume. La première et la deuxième ont à peu près leur volume normal. La troisième a diminué d'avant en arrière dans sa partie inférieure. Enfin, pour les autres, le volume a plus ou moins diminué, ainsi qu'on l'a vu précédemment par la description des articulations inter-vertébrales. Un fait pourrait paraître inexplicable, c'est la présence d'une septième apophyse transverse du côté gauche, car la sixième du côté gauche et celle du côté droit sont absolument sur la même ligne, mais nous avons vu que la partie inférieure de la septième a presque complètement disparu, et qu'on en rencontre le vestige du côté gauche seulement.

Relativement à la face supérieure, les choses sont encore plus difficiles à expliquer, et il faut bien croire que, en raison des courbures et des soudures qui se sont opérées, certaines vertèbres ont diminué dans un sens, tandis qu'elles ont conservé leurs dimensions dans le sens opposé.

3° *Bassin.* — D'une manière absolue, les *coxaux* ne présentent rien d'anormal.

Le sacrum est très irrégulier. Lorqu'on examine sa face inférieure, on voit qu'il est formé de trois pièces, comme à l'ordinaire, du côté gauche, tandis qu'on n'en trouve que deux du côté droit. Cet os est divisé longitudinalement par une articulation.

Il paraît avoir éprouvé un mouvement de torsion, de telle sorte que sa partie antérieure et même le coxal du côté droit se trouvent placés sur une ligne plus antérieure que les parties correspondantes du côté gauche.

On trouve deux trous sous-sacrés de chaque côté, mais ils ne se correspondent pas; les gauches sont plus antérieurs que les droits.

L'extrémité antérieure s'articule à droite avec l'apophyse transverse correspondante de la dernière vertèbre lombaire, ainsi que nous l'avons dit plus haut. Les autres connexions sont normales. La face supérieure est tordue de gauche à droite et d'avant en arrière, et ne présente rien autre chose à noter.

Enfin l'extrémité postérieure, tournée plus à droite qu'à gauche, présente des apophyses transverses (cornes inférieures du sacrum), plus développées à gauche qu'à droite.

Le *coccyx* a pour base sept os. Cette région est dirigée d'abord d'avant en arrière, de gauche à droite et de dedans en dehors, puis elle décrit une courbe de droite à gauche, et enfin se recourbe de bas en haut. La forme des os coccygiens est à peu près normale; cependant, en raison des courbures successives que décrit l'ensemble de la région, il y a quelques particularités à noter; elles sont la conséquence de la coupe oblique des surfaces articulaires par lesquelles ces os s'opposent les uns aux autres, ou bien de ce qu'ils sont comme tordus sur eux-mêmes suivant leur longueur.

Les *os en V ou upsiloïdes* ne sont qu'à l'état de vestige à la partie antérieure et inférieure du troisième os coccygien, tandis que, ordinairement, on ne commence à les rencontrer qu'à partir du quatrième. Il y a donc ici une différence de situation et une différence de nombre des os en V.

4° *Thorax.* — Le *sternum* est brisé plus ou moins angulairement au niveau de chacune des articulations des pièces qui entrent dans sa composition. Ce nombre de ces pièces est normal, mais leur forme étant plus ou moins irrégulière, on observe des brisures qui font décrire à l'ensemble du sternum une courbure d'avant en arrière et de gauche à droite. La dernière pièce, qui supporte le prolongement abdominal, est sur la ligne médiane.

Côtes. — Du côté droit, elles sont au nombre de dix. Sous le rapport de la forme, il n'y a que la deuxième qui présente quelque chose de notable : à une petite distance de l'articulation vertébro-costale, elle est divisée par un petit ligament (ce ligament a été détruit dans la préparation du squelette). Ces côtes sont très rapprochées les unes des autres du côté de leur extrémité supérieure, et ce rapprochement est surtout remarquable dans la plus grande partie de la longueur des cinquième, sixième, septième, huitième et neuvième. La dixième, au contraire, est très éloignée de la neuvième. Comme conséquence du rapprochement des côtes dont il vient d'être question, les espaces inter-costaux sont inégaux et généralement plus étroits qu'ils ne devraient l'être chez un animal de cette taille. Par leurs cartilages de prolongement, les neuf premières côtes ont des rapports avec le sternum. Ces cartilages ont ont leur longueur normale. Celui de la dixième côte, au contraire, est très court et présente la disposition qu'on remarque ordinairement dans celui de la treizième ou de la dernière côte chez les animaux bien conformés.

Du *côté gauche*, les côtes sont au nombre de neuf. Elles sont toutes complètes. Leur disposition est la même que celle qui a été indiquée pour le côté droit, quant au rapprochement ou à l'écartement de quelques-unes d'entre elles. La seule particularité qui doive être notée, c'est que l'extrémité inférieure de la troisième descend moins bas que celle qui la précède ou qui la suit.

Les cinquième, sixième, septième et huitième sont étroites dans leur partie moyenne. Sur ces neuf côtes, il n'y en a que sept sternales. Le cartilage de prolongement offre presque autant de longueur que celui de la sixième, mais il est moins courbé sur lui-même dans le même sens.

Les connexions des cartilages de prolongement des côtes avec le sternum sont alternes, mais celles des deux premiers et celles des deux derniers sont placées chacune sur une même ligne transversale. On peut se rendre compte de l'irrégularité de leur disposition, d'une part par celles de la forme, du volume et de la direction des pièces du sternum, et d'autre part par le nombre des côtes, qui n'est pas le même de chaque côté du thorax.

Quoi qu'il en soit, la poitrine est large et évasée, mais elle est très courte dans le sens antéro-postérieur, en raison même de l'absence de plusieurs côtes qui entrent normalement dans sa composition et du peu d'étendue de la région dorsale du rachis qui forme la base de sa paroi supérieure ou de son plafond.

Quelle est la nature des lésions que je viens de faire connaître en décrivant le squelette du chien qui fait le sujet de cette observation ? Il ne m'a pas été possible de recueillir des renseignements de la bouche du propriétaire de ce chien, renseignements dont je n'aurais pas manqué de tenir un grand compte pour résoudre la question qu'il me reste à examiner. J'ai su que cet animal appartenait à un cloutier, qui y tenait beaucoup et qu'il lui avait été dérobé. J'ai su que ce chien avait travaillé chez ce cloutier, mais je n'ai rien su de plus. Ce sont là des renseignements tellement incomplets que je ne pense pas qu'on puisse y attacher la moindre importance. Je passerai en revue successivement les diverses maladies qui peuvent amener plus ou moins prochainement des lésions analogues, sinon semblables, à celles que j'ai décrites.

Rachitisme. — Je ne veux pas exposer ici des raisons qui me portent à admettre que le rachitisme doit se montrer sur les carnivores plutôt que sur les herbivores ; mais je ne pense pas qu'il s'agisse de cette maladie chez cet animal Il y a deux motifs qui me font repousser cette idée. Le premier, c'est que cette maladie est très rare chez les animaux domestiques ; mais je reconnais volontiers qu'il est insuffisant, car de ce qu'une maladie est rare ou même très rare, ce n'est pas une raison pour qu'on ne puisse en recueillir quelques exemples à des intervalles plus ou moins éloignés. J'ai donc tout simplement la présomption qu'il ne s'agit pas du rachitisme.

Le second motif a plus de valeur et une plus grande force pour faire accepter la négation ; le voici : *le rachitisme débute toujours par les membres.*

Cette considération n'est pas tirée, ainsi qu'on peut le penser d'après ce que j'ai dit plus haut, du dépouillement et de l'analyse des observations faites sur les animaux domestiques ; elle résulte des faits nombreux qui ont été observés chez l'homme.

Dans l'espèce humaine, on a constaté en effet que le rachitisme débute toujours par les membres, et par exemple, par le tibia ; puis se fait remarquer ou envahit successivement les régions de bas en haut. De sorte que lorsqu'on constate les lésions du rachitisme dans les os des régions supérieures du tronc, on peut être assuré à l'avance que toutes celles qui sont situées en dessous en présentent également. (M. Jules Guérin.)

Je ne veux pas discuter, quant à présent, la question de savoir si la station a quelque influence particulière sur l'apparition ou la manifestation première du rachitisme, dans les membres inférieurs de l'homme; je constate seulement le fait, et en faisant cette constatation, je généralise, ou plutôt j'étends *à priori* ce qui a été reconnu pour les membres inférieurs de l'homme aux quatre membres des animaux.

Or, puisque d'une part il est constant que le rachitisme apparaît d'abord dans les membres; puisque, d'autre part, le chien qui fait le sujet de cette observation avait les os des membres parfaitement sains; puisque, enfin, les os de la colonne vertébrale sont les seuls qui présentent des altérations, je me crois autorisé à conclure que cet animal n'était pas affecté du rachitisme.

Scrofules. — Le siége de la maladie ne peut plus être pris en considération, ainsi que nous l'avons fait plus haut relativement au rachitisme, car les scrofules peuvent se manifester dans des points limités mais très variables, et même dans plusieurs points du squelette à la fois.

Je dois d'abord déclarer que je n'ai jamais vu cette maladie dans l'espèce canine; je ne nie cependant pas qu'elle puisse être observée chez les animaux de cette espèce. Je l'ai vue, au contraire, un assez grand nombre de fois chez les animaux de l'espèce porcine, et je puis raisonner d'après ce que j'ai vu chez les individus de cette espèce.

Cependant il importe de faire observer que les conditions ne sont pas absolument les mêmes, car j'ai vu des porcs alors que la maladie était dans ce qu'on appelle la période d'état, tandis que, chez le sujet qui m'occupe, on n'observe que des déformations des os, conséquence d'une maladie qui a existé antérieurement, il y a plus ou moins longtemps, mais qui n'existe plus actuellement, maladie dont on ne retrouve l'existence ancienne que par les désordres qu'elle a causés dans les parties qui en ont été le siége.

Sur ce squelette de chien, on ne voit nulle part, sur aucun os, des tuméfactions, des boursoufflements qui sont l'effet ordinaire de la maladie scrofuleuse. A la dissection du cadavre, je n'ai trouvé aucune altération des ganglions lymphatiques qui pourrait me faire supposer que ces ganglions eussent été autrefois malades. En un mot, je ne vois rien qui puisse me faire admettre que ce chien ait été affecté d'une maladie scrofuleuse.

Tubercules. — Ce serait encore d'une maladie bien rare que cet animal aurait été affecté. Je ne nie pas plus les tubercules des os chez les animaux domestiques que je niais tout à l'heure la maladie scrofuleuse chez le chien, mais je n'en connais aucun exemple.

Dans ce cas spécial, je suis obligé de rappeler que les organes dans lesquels on observe d'ordinaire les tubercules étaient parfaitement sains et que dans aucun d'eux je n'ai constaté leur présence. Je ne puis pas croire que, si cet animal eut été affecté d'une maladie tuberculeuse, cette maladie se fût localisée sur la colonne vertébrale, et que nulle part ailleurs on n'eût pu reconnaître son essentialité.

Carie vertébrale. — Il me paraît impossible de résoudre la question dans ce sens. Rien à l'extérieur ou à la surface de la peau qui était abondamment pourvue de poils, rien dans les couches musculaires n'a démontré l'existence de fistules ou d'altérations quelconques qui auraient pu faire croire à l'écoulement du pus qui se forme ordinairement dans ces circonstances chez l'homme.

Ainsi, pour chacune des questions que j'ai soulevées relativement aux altérations que présente la colonne vertébrale de ce chien, des doutes viennent s'opposer à ce que je puisse admettre que ces lésions appartiennent plutôt à telle maladie qu'à telle autre. Je crois devoir m'abstenir de pousser plus loin mes recherches à cet égard.

Cette observation sera peut-être une de celles, si nombreuses, que l'on trouve dans la science, qui, à l'époque de leur publication, semblent n'avoir pas d'importance, mais qui en acquièrent plus tard, lorsque des faits nouveaux, plus complètement observés, permettent de faire des généralisations en réunissant tous les matériaux épars qui se rattachent à l'étude d'une même question (1).

RÉSUMÉ GÉNÉRAL

Le *Mémoire sur les déviations de la colonne vertébrale considérées dans la région dorso-lombaire, chez les animaux domestiques*, que nous avons l'honneur de soumettre à l'appréciation de l'Académie impériale de Médecine, est en quelque sorte une suite et à la fois un complément de celui que nous avons publié en 1851, sous le titre de : *Mémoire sur l'Entorse dorso-lombaire, considérée chez le cheval.*

Il vient combler en partie un vide de la nosographie vétérinaire, car l'étude qu'il embrasse n'avait pas même encore été ébauchée.

A la vérité, il y avait bien déjà quelques observations, éparses dans diverses

---

(1) Après la séance de la Société vétérinaire dans laquelle nous avons fait cette communication, notre collègue, M. U. Leblanc, nous a demandé le squelette pour le faire voir à M. Bouvier, et lorsqu'il nous l'a remis, il nous a dit que M. Bouvier n'avait pu déterminer la nature des lésions que présente ce squelette.

publications, mais il n'y avait encore aucun travail d'ensemble sur les déviations de la colonne vertébrale de nos animaux domestiques.

Nous avons entrepris cette étude complexe, et nous avons été heureux de pouvoir réunir sur chacune de ces déviations tous les matériaux pour montrer quel peut en être le degré, quelles en sont les causes les plus certaines, et quelles en sont les lésions. Il restera cependant encore quelques études particulières à faire sur plusieurs points.

Ce Mémoire se compose de trois parties, et chacune d'elles a trait, en particulier, à une diastase vertébrale.

Chez nos animaux domestiques, de même que chez l'homme, il y a trois sortes de déviation ou de diastases vertébrales et elles portent les mêmes noms; ce sont, d'après l'ordre de leur fréquence : 1° la *Lordose*; 2° la *Cyphose*, et, 3° la *Scoliose*.

Dans la première, la courbure vertébrale est de haut en bas;

Dans la deuxième, la courbure est de bas en haut;

Enfin, dans la troisième, la courbure est dans le sens latéral, soit du côté gauche, soit du côté droit. Cette dernière déviation est souvent accompagnée de cyphose; c'est-à-dire qu'il y a, à la fois, une courbure latérale et une courbure de bas en haut.

A. — Dans la **Première partie**, qui a trait à la *Lordose*, nous avons établi, d'après les observations que nous avons faites :

1° *En ce qui concerne les causes*, que les causes sont *prédisposantes* ou *occasionnelles*.

Parmi les premières (causes prédisposantes), il faut ranger la longueur excessive de la colonne vertébrale, qu'il n'est pas rare d'observer chez certains individus de nos différentes espèces d'animaux domestiques.

Parmi les secondes se rangent toutes les pressions qui s'exercent sur la colonne vertébrale de haut en bas. Ainsi, les chevaux de selle, les chevaux de bât, les chevaux limoniers sont ceux chez lesquels cette déviation se fait remarquer, et particulièrement chez ceux dont la force de résistance n'est pas en rapport avec le poids qu'ils ont à supporter. Nous avons rapporté plusieurs exemples qui ne laissent aucun doute à cet égard. Enfin, nous avons cité l'exemple que nous a fourni un énorme bœuf dont la colonne vertébrale s'est déviée de haut en bas, très probablement sous la seule influence de la traction qu'opérait sur elle indirectement le poids considérable des viscères abdominaux.

2° *En ce qui concerne le degré de la déviation*, nous avons établi que la colonne vertébrale décrit un arc de cercle concave d'avant en arrière, dont la partie moyenne, située à une distance variable suivant les individus en arrière du garrot, est de 0m.090 à 0m.120 au-dessous de la ligne normale.

On comprend que, dans cette direction anormale, la colonne vertébrale offre beaucoup moins de force de résistance que lorsqu'elle a sa direction normale, puisque tout effort ou toute pression qui s'exerce sur elle produit nécessairement sa déviation dans ce sens ou de haut en bas.

3° *En ce qui concerne les lésions*, nous avons établi que souvent il y a des végétations osseuses, véritables ostéophytes, sortes de contreforts autour du corps des vertèbres.

Ces végétations ossenses, en diminuant la mobilité de la colonne vertébrale, lui donnent une plus grande solidité ou somme de résistance.

D'autres fois, nous avons remarqué des ruptures plus ou moins complètes et nombreuses des disques ou des fibro-cartilages inter-vertébraux.

B. —Dans la **Deuxième partie**, qui a trait à la *Cyphose*, nous avons établi, d'après nos observations:

1° *En ce qui concerne le siège de la déviation*, qu'on peut l'observer, soit dans la région lombaire, soit, à la fois, dans la région dorsale et dans la région lombaire. En d'autres termes, la cyphose peut être lombaire ou dorso-lombaire.

2° *En ce qui concerne les causes*, qu'on ne peut pas admettre, pour les animaux domestiques, que cette déviation soit le résultat d'une habitude, ainsi qu'on le remarque souvent chez l'homme. Cependant, chez un des sujets que nous avons observés, nous n'avons rencontré absolument aucune lésion de la colonne vertébrale.

Les causes les plus ordinaires nous paraissent être les efforts musculaires violents, trop au-dessus du degré de résistance de la colonne vertébrale. C'est chez les chevaux de trait que nous avons constaté le plus ordinairement cette déviation.

Quoi qu'il en soit, notre honorable et savant collègue M. Lafosse, professeur de clinique à l'École impériale vèterinaire de Toulouse, a observé cette déviation chez une panthère affectée de rachitisme.

3° *En ce qui concerne le degré de la déviation*, nous avons reconnu que la colonne vertébrale déviée s'élève alors, plus ou moins, de quelques centimètres au-dessus de la ligne de sa direction normale.

4° *En ce qui concerne les lésions*, que des ruptures plus ou moins nombreuses et complètes des disques ou des fibro-cartilages inter-vertébraux se font remarquer dans la région lombaire lorsque la déviation de la colonne vertébrale est limitée à cette région.

Dans le même cas que des tumeurs osseuses se font remarquer autour du corps, et plus particulièrement autour des apophyses articulaires des vertèbres lombaires. Ces tumeurs osseuses ont, de même que dans la lordose, pour conséquence de limiter ou même d'anéantir la mobilité des vertèbres les unes sur les autres et d'augmenter la force de résistance de la colonne vertébrale.

Une fois, nous avons constaté dans l'articulation lombo-sacrée les mêmes lésions que celles qu'on rencontre dans le cas d'arthrite sèche ou rhumatismale chronique. (3e observation.)

Enfin, dans un cas (voir 4e observation), nous n'avons rencontré absolument aucune lésion dans la colonne vertébrale, et nous nous demandons si, dans ce cas, nous n'avons pas eu affaire à une *déviation par habitude.*

C. — Dans la **Troisième partie**, qui a trait à la *scoliose* ou à la déviation latérale du rachis, nous avons établi, d'après nos observations :

1° Que la scoliose est souvent accompagnée de cyphose, c'est-à-dire que la colonne vertébrale est déviée en deux sens différents, d'abord de gauche à droite ou de droite à gauche et en même temps de bas en haut.

2° Que la scoliose peut être *congénitale* ou *acquise* et *temporaire* ou *permanente.* Nos observations répondent parfaitement à ces divisions. Dans quelques cas aussi, la scoliose est le résultat d'une *habitude* que contracte l'animal, dans quelques circonstances, et particulièrement lors de la blessure grave de l'un des pieds, d'incliner la colonne vertébrale, soit d'un côté, soit de l'autre, toujours du côté opposé à celui de la maladie du pied.

3° Que la maladie qui occasionne cette déviation n'a pu être déterminée par nous, mais que ce n'est pas le rachitisme, attendu que chez aucun des sujets de nos observations nous n'avons constaté aucune déformation des os des membres.

C'est particulièrement sur ce point que les recherches devront être dirigées par la suite, parce que nous n'avons observé que des animaux qui pouvaient être considérés comme guéris de l'affection qui avait occasionné la déviation rachidienne.

4° Que le degré de la déviation varie dans une très grande proportion. En effet, la colonne vertébrale, en faisant abstraction de la courbure de bas en haut est déviée angulairement dans le plus grand nombre des cas, et, dans d'autres, elle est, en quelque sorte, repliée sur elle-même d'avant en arrière. Nous en avons trouvé un exemple remarquable chez un fœtus d'âne. Cet animal était tellement tordu sur lui-même que l'extrémité inférieure de sa tête répondait à la base de sa queue. (Voir 5e observation.)

5° Que cette déviation peut se faire remarquer chez tous animaux domestiques. En effet, nous l'avons observée chez le cheval, l'âne, le bœuf et le cochon.

6° Que les lésions sont très variées. Ainsi, dans un cas où la déviation était évidemment le résultat du défaut d'action des muscles extenseurs de la colonne vertébrale du côté gauche (voir 3e observation), nous avons trouvé une atrophie et une décoloration, une sorte de transformation fibreuse des muscles *ilio-spinal, inter-costal commun, inter-costaux externes et internes* et *grand dentelé de l'épaule*, dans une grande étendue.

Dans d'autres cas, nous avons constaté une diminution du volume de l'un des côtés du corps des vertèbres, d'autant plus grande qu'on examinait les vertèbres situées dans les points les plus rapprochés du sommet de l'angle formé par la déviation.

Dans un cas, nous avons constaté une lésion de l'articulation du corps de la quatorzième avec la quinzième vertèbre dorsale (voir 4e observation), et le disque inter-vertébral avait presque complètement disparu.

7° Que cette déviation change tout à fait la forme et diminue la capacité de la cavité thoracique ; les côtes sont devenues droites et d'autant plus rapprochées les unes des autres qu'on examine celles de la paroi thoracique, qui est devenue concave.

Par la même raison, l'animal est aussi plus court d'un côté que de l'autre, et la situation de ses membres n'est plus la même que dans un individu bien conformé. Ainsi, nous avons constaté chez l'un des sujets de nos observations que le bipède postérieur était à droite du bipède antérieur (voir 3e observation). Cette déviation des membres n'est pas toujours aussi prononcée.

Ce Mémoire est terminé par un **Appendice** dans lequel nous avons reproduit une observation que nous avons faite sur un chien.

Cet animal présentait une déformation très remarquable de la colonne vertébrale et de la cavité thoracique qui ne pouvait rentrer dans aucune des divisions du Mémoire sur les déviations de la colonne vertébrale.

Nous avons exposé, avec tous les détails que comportait ce fait singulier, les remarques que nous avons faites en disséquant cet animal, mais il nous a été impossible d'établir à quelle maladie étaient dues les lésions que nous avons constatées.

Dans ce résumé général, nous n'avons cherché à mettre en relief que les faits principaux; nous avons craint de lui donner de trop grands développements.

Arm. Goubaux,
Professeur d'anatomie et de physiologie à l'École vétérinaire d'Alfort.

Alfort, le 25 mars 1864.

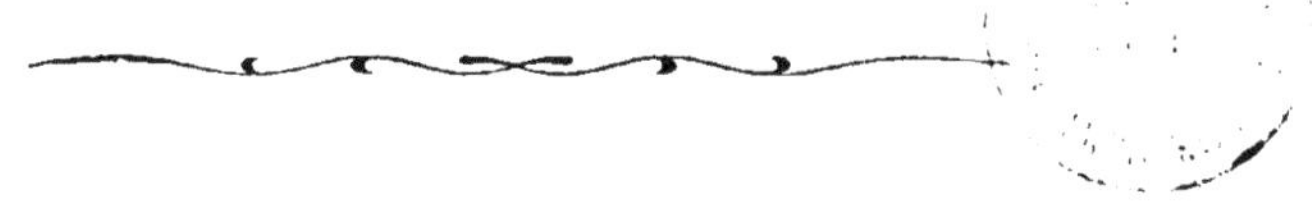

76536 — Paris. — Typographie de Ve Renou et Maulde, rue de Rivoli, 144.

www.ingramcontent.com/pod-product-compliance
Ingram Content Group UK Ltd.
Pitfield, Milton Keynes, MK11 3LW, UK
UKHW020958180726
13838UKWH00003B/1381